W0040158

STOPP!
Burnout ade

Selbstbestimmt ins neue Leben:
Einfache Methoden für *mehr* Glück und
Lebensqualität

– Christine Furlan-Stichauner –

Inhaltsverzeichnis

Kennst du das Gefühl?!

ANTRIEBSLOS

ERSCHÖPFT

LUSTLOS

ENERGIELOS

SCHLAFSTÖRUNGEN

GRÜBELN

HOFFNUNGSLOS

RATLOS

LEISTUNGSDRUCK

ENTTÄUSCHT

GEBROCHEN

DEPRIMIERT

FUNKTIONSUNTÜCHTIG

GEMOBBT

FREMDBESTIMMT

EINSAM

LEBEN UM ZU ÜBERLEBEN

DAS SIND SCHREIE, DIE KEINER HÖRT!

Die Österreichische Nationalbibliothek verzeichnet diese Publikation in der österreichischen Nationalbibliografie; detaillierte Daten sind im Internet abrufbar über:
https://onb.ac.at[1]

Für Fragen und Anregungen:
christine@furlan-stichauner.at

Cover: Matt Stone
Layout: Corinna Sabitzer
Lektorat: Kerstin Barthels

eBook ASIN: B08C351HGN
Print ISBN: 978-3-9519928-1-5
Hardcover ISBN: 978-3-752970-81-4

Weitere Informationen zum Autor finden sie unter:
Lovelybooks: furlan-stichauner.at/lovelybooks[2]
Facebook: furlan-stichauner.at/facebook[3]
Amazon: furlan-stichauner.at/amazon[4]
Instagram: furlan-stichauner.at/instagram[5]

---

1 https://onb.ac.at
2 https://furlan-stichauner.at/lovelybooks
3 https://www.furlan-stichauner.at/facebook
4 https://www.furlan-stichauner.at/amazon
5 https://www.furlan-stichauner.at/instagram

Vorwort:
Was du von diesem Buch
erwarten kannst

Besonders Menschen, die viel Verantwortung im Job tragen, wie zum Beispiel in einer Managerposition, oder überhaupt all jene Menschen, die einen sehr stressigen Arbeitsalltag haben, neigen eher dazu, an Depressionen zu erkranken. Man fühlt sich ausgelaugt, hat keine Energie für etwas und will sich nach der Arbeit einfach nur auf die Couch legen. Auch wenn diese Muster immer häufiger in unserer Gesellschaft auftauchen, werden sie allzu oft ignoriert und sind alles andere als gesund.

Wenn du dieses Buch gerade liest, fragst du dich bestimmt, wie du aus so einer Situation herauskommen kannst. In diesem Buch werden wir nicht nur den Ursachen auf den Grund gehen, sondern ganz konkret nach Lösungsansätzen suchen.

Vorab ist es jedoch wichtig, zu erwähnen, dass dieses Buch keine Therapie bei einem Psychologen ersetzt.

Es dient dir in erster Linie zur Selbsthilfe und sollte auch nur zu dieser Intention angewandt werden.

Wir fokussieren uns in diesem Buch vor allem auf unsere eigene Aufmerksamkeit. Sie hat nämlich viel mehr Kraft, als sich die meisten Menschen bewusst sind. Du kannst sie dazu nutzen, um dir selbst aus einer misslungenen Situation heraus zu helfen. Wichtig ist nur, dass du auch selbst die Bereitschaft mitbringst, am Ende auch die gewünschten Ziele zu erreichen.

Im ersten Teil dieses Buches werden wir uns mit den unterschiedlichen Ursachen beschäftigen, die für ein Burnout oder eine Depression zuständig sein können. Es ist nämlich wichtig, erst einmal die Ursachen zu kennen, um dann auch eine effektive Lösung finden zu können. Hierbei habe ich besonders großen Wert daraufgelegt, nicht alles zu verallgemeinern.

Zusätzliches Material und Support

Auf Wunsch vieler Leser sind nun alle unbezahlbaren Boni in einer zusätzlichen Übersicht aufgelistet. Du als vorbildlicher Leser erhältst sowohl Pilates- und Yogaübungen als Download, als auch die Chance auf ein kostenfreies Klarheitsgespräch mit Christine Furlan-Stichauner im Wert von 397€. Du kannst die Vorlage als auch das Klarheitsgespräch über folgenden Link auf meiner Website in Anspruch nehmen:

https://furlan-stichauner.at/burnoutadebonus[6]

---

6 https://furlan-stichauner.at/burnoutadebonus

Die Ursachen wie auch die Symptome können auf unterschiedliche Weise zum Ausdruck kommen.

Umso wichtiger ist es, dass man diese unterschiedlichen Ursachen und Symptome genauer unter die Lupe nimmt, um herauszufinden, welche Lösungsansätze am besten für einen selbst funktionieren. Du kannst dieses Buch ergänzend zu einer Therapie verwenden oder auch ganz zur Selbsttherapie nutzen. Wenn du dir nicht allzu sicher sein solltest, frage einfach deinen Therapeuten oder Lebens-Coach um Unterstützung.

Christine Furlan-Stichauner

Ursachen von Burnout und Depressionen

Burnout und Depressionen zählen zu den häufigsten typischen Erkrankungen, die im Alltag auch bei gesunden Menschen auftreten können. Oftmals treten diese Erkrankungen auch gemeinsam zutage. Das Burnout-Syndrom wird als kontextbezogen umschrieben, da die Ursachen häufig berufsbedingt zu suchen sind. Depressionen sind dagegen eher kontextfrei. Grundsätzlich werden Burnout oder Depressionen meist durch drei unterschiedliche Ursachen erzeugt. Hierbei wird zwischen persönlichen, situationsbedingten und gesellschaftlichen Ursachen differenziert. Beim Burnout sind die Ursachen häufig eine Arbeitsüberlastung, mangelnde Gerechtigkeit am Arbeitsplatz, verbunden mit einer fehlenden Anerkennung und auch das Fehlen lobender Worte. In jedem Fall sind an der Entstehung des Burnout-Syndroms immer innere und äußere Faktoren beteiligt.

Die Übersetzung ist hier treffenderweise Ausgebranntheit und totale Erschöpfung.

Die Auslöser von Depressionen sind ebenso vielfältig. Man kennt bis heute die genauen Gründe nicht. Verlustängste, Beziehungsprobleme, traumatische Erlebnisse im Kindesalter, in der Familie, auch finanzielle Nöte können Depressionen hervorrufen.

Die Fachliteratur unterscheidet mehrere Arten von Ursachen:

Persönliche Ursachen

Besonders Menschen mit einem ausgeprägten Ehrgeiz und Perfektionismus sind anfällig für das Burnout-Syndrom. Bedingt durch die oftmals unrealistisch erhabenen Anforderungen an sich selbst, setzen diese Menschen sich einem extremen Stress aus. Das Selbstwertgefühl dieser Menschen hängt stark von der Anerkennung des beruflichen Erfolges ab.
Auch für Menschen mit einem extremen Verantwortungsbewusstsein besteht die

Gefahr, an Burnout zu erkranken. Sie fühlen sich in besonderem Maße für ihre Mitmenschen verantwortlich. Darüber hinaus verbringen sie überdurchschnittlich viel Zeit damit, in andere Menschen zu investieren und neben den eigenen Aufgaben auch die von anderen Menschen zu übernehmen. Man bezeichnet dies auch als Helfersyndrom. Außerdem hat nicht jeder Mensch die gleichen physischen und psychischen Stress- und Belastungsgrenzen, sodass einige Menschen sensibler auf Stress- und Belastungssituationen reagieren.

Bei Depressionen werden die Ursachen in drei Klassen unterteilt. In der Klassifikation 1 befinden sich die persönlichen Ursachen. Hier wird das Wechselspiel zwischen der Umwelt und der Widerstandsfähigkeit betrachtet. Beispiele dieser Klasse sind übersteigerter Ehrgeiz und Selbstbewusstsein oder auch Perfektionismus.

Situationsbedingte Ursachen

Nicht nur die Konstitution eines jeden Menschen, sondern auch das jeweilige Umfeld, in dem er tätig ist, kann zum Burnout-Syndrom führen. Ein klassischer Fall für situationsbedingtes Burnout ist der durch gesteigerte Arbeitsbelastung hervorgerufene Stress. Immer mehr Arbeit wird auf immer weiter reduzierendes Personal abgewälzt, was zu dauerhafter Überforderung führen kann. Ängste vor Jobverlust, aber auch unpassende Arbeitskollegen können zum Burnout führen. Der Mensch verbringt den einen großen Teil seines Tages bei der Arbeit. Daher ist es eindeutig, dass er sich an seinem Arbeitsplatz wohl fühlen sollte. Hierzu gehört vor allem, dass die Person auch hinsichtlich der Tätigkeiten entsprechend gewürdigt wird, wie zum Beispiel durch positive Rückmeldungen des Vorgesetzten oder auch ein angemessenes Gehalt. Auch im privaten Bereich kann es zu einer Überbelastung kommen. Dies ist der Fall, wenn zum Beispiel ein Familienangehöriger gepflegt werden muss.

Stressquellen gibt es im Grunde immer, die situationsbedingte Quellen für das Burnout-Syndrom darstellen.

Auch bei einer Depression sind diese Ursachen sehr ähnlich. Immer wieder treten im Alltag Situationen auf, die den Menschen reizen und sehr verletzen können. Es kommt hier zu biochemischen Veränderungen im Gehirn. Botenstoffe wie Noradrenalin und auch Serotonin befinden sind dann im Ungleichgewicht und beeinflussen die Stimmung im negativen Sinne.

Gesellschaftspolitische Ursachen

Gesellschaftspolitische Faktoren sind ebenfalls für die Entstehung eines Burnout-Syndroms verantwortlich und können auch eine Depression begünstigen. Vor allem die unsichere Situation am Arbeitsmarkt ist hier eine der häufigsten Ursachen. Arbeitnehmer begeben sich in Arbeitssituationen, die deutlich belastend auf ihre Psyche wirken. Gerade das System von bestehender Zeitarbeit bewirkt, dass sich Arbeitnehmer sehr stark ungleich behandelt fühlen. Gehaltsunterschiede zu Kollegen, die im Betrieb festangestellt sind und permanente Planungsunsicherheit sind für die Existenzangst und ein vermindertes Selbstwertgefühl verantwortlich. Besonders die Wertschätzung der Gesellschaft vom Erfolg im Beruf und von der Leistung gegenüber anderen Werten kann dazu führen, dass sich die Personen einem starken Leistungsdruck unterwerfen.

Wie entstehen Depressionen?

Depressionen entwickeln sich aus einem Zusammenspiel unterschiedlicher Faktoren. Im Gegensatz zu einem gebrochenen Bein kann eine Depression zumeist nicht auf nur ein einzelnes Ereignis zurückgeführt werden. Manche Menschen besitzen die Veranlagung, eine Depression zu bekommen. Außerdem gibt es noch Auslöser, die eine Depression durch akutes Auftreten bewirken können. Körperliche Erkrankungen wie ein Schlaganfall oder auch Krebs, eine Unterfunktion der Schilddrüse oder auch ein plötzlicher Unfall, der sehr stark ins Leben eingreift, können außerdem Auslöser für Depressionen sein. Permanenter Stress, Angststörungen, Alkohol-, Medikamenten- und Drogensucht zählen ebenfalls dazu.

Depressionen können auf unterschiedlichste Weise entstehen. Hierzu gehören in erster Linie Verluste, Überforderung und Belastungen. Die Beispiele hierfür sind vielfältig. Der Tod des Partners, der Verlust des Arbeitsplatzes und der Verlust sozialer Kontakte können ursächlich sein.
Die seelische Verletzbarkeit ist eine weitere Ursache für eine Depression. Besonders sensible Menschen sind hierfür anfällig. Diese Menschen haben meist ein großes Harmoniebedürfnis. Traumatische Erlebnisse in der Kindheit - auch Ablehnung durch die Eltern und Menschen im Umfeld - können auch noch im Erwachsenenalter zu Depressionen führen.

Nicht erfüllte Grundbedürfnisse

Der Mensch besitzt eine Reihe an Grundbedürfnissen. Dazu gehören nicht nur Nahrung und Kleidung, sondern auch Geborgenheit, Partnerschaft und Kommunikation. Werden diese Bedürfnisse auf Dauer nicht befriedigt, kann sich schnell eine depressive Erkrankung bemerkbar machen. Genauso ist es auch, wenn die Grundbedürfnisse über längere Zeit im Widerspruch zueinander stehen.

Zu den grundsätzlichen Bedürfnissen eines Menschen gehört vor allem das Bedürfnis nach Bindung, Selbstbestimmung, Lust und Selbstwert. Werden diese Grundbedürfnisse auf die Dauer nicht erfüllt, kannst du eine depressive Erkrankung entwickeln.

Deine Bedürfnisse müssen nicht immer gleich befriedigt werden. Je mehr deine grundlegenden Bedürfnisse aber dauerhaft erfüllt sind, umso glücklicher bist du. Eine Depression kann also wie erwähnt durch das Zusammentreffen mehrerer Faktoren entstehen. Neben der genetischen Veranlagung und den möglichen

Stoffwechselfunktionsstörungen, können auch weitere körperliche Ursachen für den Ausbruch der Depression verantwortlich sein.

Viele Menschen im Anfangsstadium sind sich nicht bewusst, dass sie an einer Depression erkrankt sind. In der heutigen Zeit, in der viel Stress, Hektik, Leistungsdruck und Perfektionismus von uns abverlangt wird, erkranken immer mehr Menschen an Depressionen. Im nächsten Abschnitt gehe ich auf die körperlichen Ursachen der Depression ein.

Körperliche Ursachen für eine Depression

Eine Depression kann mit unterschiedlichen körperlichen Ursachen einhergehen. Die Psychosomatik ist ein wichtiger Bereich der Depression, denn körperliche Beschwerden können zu einer psychischen Erkrankung führen. Im Wechselspiel kann eine psychische Belastung eine körperliche Erkrankung hervorrufen.

- Die genetische Veranlagung als Auslöser der Depression

Eine Depression kann auf Grund der genetischen Veranlagung auftreten. Verschiedene Studien haben belegt, dass Menschen häufiger an Depressionen erkranken, wenn das familiäre Umfeld belastet ist. Vor allem, wenn sich das Verwandtschaftsverhältnis in den ersten Graden befindet, dann ist die Gefahr wesentlich höher. Die genetischen Faktoren, die für die Depression auslösend sind, steigern die Empfindlichkeit und führen zu einer Steigerung der psychosozialen Belastung.

- Funktionsstörungen und Stoffwechselstörungen

Das Gehirn arbeitet mit der Übermittlung von Botenstoffen und Neurotransmittern, die an die jeweilige Gehirnregion weitergeleitet werden und an den Rezeptoren andocken. Bei Menschen, die an Depressionen erkrankt sind, können Veränderungen der Botenstoffe festgestellt werden. Die Botenstoffe können die Balance verlieren und die Zufuhr wird eingedämmt. Menschen, die an Depressionen erkrankt sind, weisen eine niedrige Konzentration an Botenstoffen auf. Neben den fehlenden Botenstoffen verzeichnet häufig auch das limbische System des Gehirns eine verminderte Aktivität. Hier werden Gefühle, Empfindungen und Reize verarbeitet. Ist das limbische System angegriffen, ist der Mensch psychisch stark belastet. Depressive Menschen haben hingegen eine erhöhte Konzentration des Stresshormons „Cortisol" im Blut.

- Psychosoziale Faktoren, die zur Depression führen

Die psychosozialen Faktoren entstehen häufig durch die fehlerhafte kindliche Entwicklung. Die Ursachen liegen nicht selten in frühkindlichen Erlebnissen. Hierbei spielt der Erziehungsstil der Eltern eine große Rolle. Wurdest du eher überfürsorglich behandelt und mit ständigen Ängsten konfrontiert oder wurde dir die Hilflosigkeit mit in die Wiege gelegt? Wurdest du andererseits viel alleine gelassen, vernachlässigt oder gar missbraucht? So machen sich Verlustängste und Hilflosigkeit breit. Auch Katastrophen, Krieg und Unruhen führen zur Erhöhung des Stresshormonspiegels in der Kindheit. Treffen im späteren Lebenslauf negative Ereignisse auf den Menschen ein, kann dieser mit den Belastungen nur schwer umgehen und die altbekannte Hilflosigkeit aus der Kindheit macht sich wieder bemerkbar. Treffen unverhoffte Ereignisse auf den Menschen herein, können sich Depressionen einstellen. Dies kann der Tod eines geliebten Menschen sein, der Verlust des Arbeitsplatzes oder die Trennung vom Partner.

- Selbstdruck

Menschen, die sich selbst einem ständigen Leistungsdruck aussetzen, den Perfektionismus anstreben, sich aufopfern und niemals „Nein" sagen können, haben ein höheres Risiko, an einer Depression zu erkranken. Auch Zwänge können dabei eine große Rolle spielen, denn durch die Überkorrektheit setzen sich die Menschen stets unter Druck. Die eigene Leistungsbereitschaft spiegelt die Persönlichkeit des Betroffenen wieder, er identifiziert sich ausschließlich über diese.

- Drogenmissbrauch

Wer Drogen zu sich nimmt, läuft Gefahr, an einer Depression zu erkranken. Die unterschiedlichen Wirkstoffe der Drogen greifen in den Botenstofftransfer ein und verändern die Gehirnfunktionalität. Bei den meisten Drogen wird dem Konsumenten ein erhöhtes Glücksgefühl vorgespielt, das sich nach dem Abflauen des Hochs in ein Tief verwandelt. Dieses seelische Tief entsteht, da der Konsument ohne diese Droge keine Glücksgefühle mehr empfinden kann. Die psychische Abhängigkeit, welche begleitet ist von körperlichen Entzugserscheinungen, veranlasst den Menschen dazu, erneut zu dem Suchtmittel zu greifen.

Grundsätzlich kann man davon sprechen, dass Menschen, die keinen Anschluss in der Gesellschaft finden, viel alleine sind, anonym in der Stadt leben, arbeitslos sind und keine nennenswerte Aufgabe haben, dazu neigen, depressiv zu werden.

Welche Arten von Depressionen gibt es? Sie werden im Folgenden behandelt.

Die unterschiedlichen Arten der Depression

Die Einschätzung des Krankheitsgrades erfolgt über die Ermittlung der Symptomfolge. Werden zwei Hauptsymptome, zum Beispiel Antriebslosigkeit und Lustlosigkeit festgestellt, sprechen die Ärzte von einer leichten Depression, der sogenannten Dysthymie. Eine mittelgradige Depression zeichnet sich durch das Vorkommen von mindestens drei Symptomen aus. Ärzte sprechen von einer schweren Depression, wenn alle drei Hauptsymptome zutreffen und zusätzlich vier weitere Symptomatiken festgestellt werden. Halten die Symptome mindestens zwei Wochen lang an, geht der Fachmediziner von einer depressiven Phase aus. Innerhalb der verschiedenen Klassifizierungen unterscheidet der Arzt die Arten der Depression wie folgt:

- Die melancholische Depression

Dieser Typus beschreibt das Krankheitsbild bei Menschen, die sich selbst durch Leistungsdruck identifizieren. Eine übertriebene Ordentlichkeit, Zwänge, Überkorrektheit und Perfektionismus führen zu einer ständigen Druckbelastung. Die andauernde Stimmungsstörung führt zu einer Abschwächung der Gefühlsebenen. Die Betroffenen fühlen sich lustlos und freudlos. Entgegengesetzt zu anderen Depressionsarten kannst du bei der melancholischen Depression diese Freudlosigkeit und Unternehmenslust nicht anregen.

- Somatisierte Depression

Bei dieser Form der Depression spielen körperliche Beschwerden eine Rolle, die eigentlich untypisch für das Krankheitsbild sind. Neben den andauernden Missempfindungen kommt auch Schmerz - Symptomatik erschwerend hinzu. Hierbei können unterschiedliche Organe und Körperregionen betroffen sein. Nicht selten klagen Betroffene über psychosomatische Leiden, wie zum Beispiel Kopfschmerzen,

Schwindelgefühle, Herzrasen oder Verdauungsbeschwerden. Der Mediziner versucht herauszufinden, ob die Beschwerden mit der psychischen Belastung in Verbindung stehen. Sind die Beschwerden unabhängig von der depressiven Lage, spricht man von einer sogenannten somatoformen Störung und nicht von einer psychosomatischen Erkrankung.

- Chronische Depression

Eine chronische Erkrankung zeichnet sich dadurch ab, dass sich die Patienten stets an der Grenze zur richtigen Depression befinden. Häufig sprechen die Patienten von einem über mehrere Jahre hinweg andauernden Stimmungstief, das sich durchaus mit Intervallen abwechselt, die keine Symptome hervorbringen. Die depressiven Phasen hingegen sind mit den Symptomen einer Depression belastet. Diese belastenden Phasen sprechen für das chronische Auftreten der Depression. Hinzu kommen häufig weitere Erkrankungen, die auf die Depression einwirken. Dies können beispielsweise Drogenmissbrauch, Persönlichkeitsdefizite, Zwangshandlungen oder auch Essstörungen sein.

- Psychotische Depressionen

Wird von einer psychotischen Depression gesprochen, dann kommt zum Beschwerdebild der Depression die Wahnvorstellung hinzu. Die Patienten haben stets Ängste und Wahnideen zu bewältigen, welche sie zusätzlich belasten. Diese depressive Phase hält in der Regel länger als andere Depressionsarten an und das Rückfallrisiko ist höher anzusetzen. Auch Panikattacken und Angststörungen können zu den zusätzlichen Symptomen einer psychotischen Depression hinzuzählen.

- Saisonale Depressionen

Meistens treten die depressiven Verstimmungen und Begleiterscheinungen zu bestimmten Zeiten auf. Dies können verschiedene Jahreszeiten sein, zum Beispiel Jahreszeiten, die mit wenig Sonneneinstrahlung einhergehen. Häufig sprechen die Mediziner von der Winterdepression, die sich vom Winter bis in das Frühjahr hineinziehen kann. Die Patienten sind sehr antriebslos, müde und erschöpft. Hinzu kommen vermehrt Heißhungerattacken.

Zur Sommerzeit sind die Menschen gesund und können sich auf ihre Ziele konzentrieren. Mit Hilfe der Lichttherapie kann man die Betroffenen in der dunklen Jahreszeit unterstützen.

- Die Wochenbettdepression

Die sogenannte postpartale Depression tritt meistens in den ersten Wochen nach der Entbindung auf. Die Mediziner unterscheiden zwischen der einfachen Wochenbettdepression und der schweren Depression. Je nachdem, welches Krankheitsbild die Patientin aufweist, kann eine ambulante oder stationäre Behandlung in Frage kommen.

Wie kann ich mich selbst einstufen?

Wenn du dir die Frage stellst, ob du an einer Depression erkrankt bist, dann kannst du dich mit den nachfolgenden Tipps vielleicht selbst einschätzen. Wichtig ist zu wissen, dass nicht jede Stimmungsschwankung auf eine depressive Erkrankung zurückzuführen ist. Es gibt Lebensphasen, die von Trauer bestimmt sind. Auch negative Erlebnisse und Eindrücke können zu kurzfristigen Stimmungstiefs führen.

Verspürst du langanhaltend die typischen Symptome einer Depression, wie zum Beispiel Freudlosigkeit, Lustlosigkeit und Erschöpfung, dann solltest du ärztlichen Rat einholen. Anhand der aufgeführten Arten der Depression, kannst du selbst abschätzen, welche Art auf dich zutreffen könnte. Eine endgültige Einstufung kann jedoch nur der Fachmediziner vornehmen, der anhand von Befunden und Patientengesprächen eine genaue Diagnose stellen kann. Sollten die Beschwerden über einen längeren Zeitraum andauern, ist es dringend ratsam, eine ärztliche Meinung einzuholen. Sprich mit deinem Arzt über alternative Methoden und Therapieansätze, um dein Wohlbefinden wiederherzustellen und die Lebensqualität nachhaltig zu steigern. Nur der Arzt kann die Einschätzung korrekt vornehmen und eine eventuelle Störung von einer wirklichen Depression abgrenzen.

Bei der Depression gibt es unterschiedliche Entwicklungsstufen. Auf diese gehe ich jetzt genauer ein.

Entwicklungsstufen einer Depression

Die Anfänge einer Depression sind oft schleichend. Wer noch nie mit einer Depression zu tun hatte, übersieht leicht diese Symptome oder führt sie auf andere Umstände zurück. Aber gerade zu Beginn kannst du sehr gut gegensteuern und eine schwere Depression verhindern. Deshalb ist eine Auseinandersetzung mit diesem leider immer häufiger auftretenden Thema eine gute Vorsorge.

Abgrenzung

Burnout und Depression werden häufig in einen Topf geworfen. Obwohl gewisse Ähnlichkeiten vorhanden sind, solltest du trotzdem unterscheiden. Während eine Depression aus verschiedenen Gründen auftreten kann, hat ein Burnout immer etwas mit einer Arbeitssituation zu tun.

Übrigens gibt es in diesem Bezug auch das gegenteilige Phänomen, den Boreout. Aber dies ist hier nicht das Thema.

Die Krankheit der Depression kennt man schon sehr lange. In früheren Jahrhunderten wurde sie oft mit Melancholie umschrieben. Eine wissenschaftliche Auseinandersetzung findet jedoch erst seit dem letzten Jahrhundert statt. Solche Beschreibungen helfen, Depressionen weiter abzugrenzen.

In jeder Phase der Depression herrscht ein ungewisses Gefühl der Trauer vor.

Dieses Trauergefühl unterscheidet sich von der Trauer, die man empfindet, wenn man eine geliebte Person verloren hat. Allerdings kann diese gesunde Trauer unter Umständen auch in eine Depression umschlagen.

Das Trauergefühl einer Depression ist meist diffuser als die Trauer nach einem Verlust. Und doch hat man etwas verloren. Nur bezieht sich das nicht auf das Äußere, sondern auf einen selbst. Man hat ein Stück Selbstwert verloren. Gepaart mit diesem Verlust erfolgen oft Selbstvorwürfe. Ein Gedankenkarussell entsteht. Und dort liegen die Ursachen der Depression verborgen.

Obwohl es nicht die eine Depression gibt, unterteilt man grundsätzlich drei Stufen der Depression. Sie unterscheiden sich in Schwere und Anzahl der Symptome.

Eine leichte Depression oder der Beginn einer depressiven Phase zeigt sich, indem eine leichte Antriebslosigkeit herrscht. Das Ein- und Durchschlafen fällt schwerer. Liegst du wach im Bett, kommen die negativen Gedanken, Ängste und Selbstvorwürfe wie von allein. Du wachst wie gerädert morgens auf und der Antrieb für den kommenden Tag ist natürlich noch geringer.

Hält dieser Zustand an, verlierst du nach und nach die Freude an Dingen, die du eigentlich magst. Bei einer leichten Depression kannst du das überspielen und den Alltag meistern. Du empfindest aber keine Freude mehr daran. Schließlich bemühst du dich nur noch, den Alltag zu schaffen. Für Freizeit, Freunde und die kleinen Freuden des Lebens fehlen Kraft und Lust. An diesem Punkt handelt es sich um eine schwere Depression.

Diagnose Depression ist nicht das Ende

Es sei noch einmal gesagt, dass die Depression ihre eigenen Regeln hat. Sie kann in Phasen ablaufen oder sprichwörtlich „über Nacht" kommen. Außerdem kannst du bei frühzeitigem Erkennen einer leichten Depression sehr schnell wieder ins Gleichgewicht kommen. Bei einer Neigung zu Depressionen kannst du lernen, dein Leben zu ändern, auf frühzeitige Anzeichen zu achten und so jahrelang beschwerdefrei bleiben. Zu lernen, positiv über sich zu denken, Achtsamkeit zu üben und ein möglichst regelmäßiger Tagesablauf sind Stützen, wenn du gesund bist oder eine sehr leichte Depression hast. Durch diese Verhaltensänderungen kannst du lernen, mittelschwere Depressionen zu vermeiden.

Mittelgradige und schwere Depression

Bei mittelschweren Depressionen benötigst du oft Hilfe von außen, wobei es schwer sein kann, diese Hilfe anzunehmen. Da du sowieso alles in Frage stellst, dich zurückziehst und kein Interesse mehr an den meisten Dingen hast, vertraust du auch oft keinem Hilfe-Angebot. Ängstlichkeit, Vertrauensverlust und die Frage nach dem Sinn des Lebens führen zu einer bleiernen Antriebslosigkeit. Hier ist irgendwo der Punkt einer schweren Depression erreicht.

Hält dieser Zustand an, taucht ganz leise im Unterbewusstsein neben der Sinnfrage der Gedanke auf: „Wozu das alles noch, ich mach damit Schluss." Unterdrückst du diesen unterbewussten Gedanken und machst ihn dir nicht bewusst, um bewusst „Stopp!" zu sagen, kann das zu fatalen Handlungen führen.

Total hibbelig oder 'Couchpotato'

Übrigens ist es erstaunlich, dass bei einer schweren Depression Menschen sowohl total passiv den ganzen Tag im Bett oder auf dem

Sofa liegen bleiben oder hypernervös und unkonzentriert sind. Durch diese ständige innere Anspannung kann es ebenfalls zu Übersprunghandlungen kommen. Der zum 'Couchpotato' mutierte Depressive findet nicht mehr die Kraft, einen Arm zu heben, geschweige denn, sich zu duschen.

Fotos, Dinge, die einem früher ein Lächeln auf das Gesicht gezaubert haben, erzeugen gar keine Gefühle mehr. Verzweifelt kramt der Depressive in der Erinnerung nach diesen Gefühlen, ohne sie zu finden. Das Lieblingsessen schmeckt genauso fade wie jede andere Mahlzeit. Manche Depressive essen deshalb auch weniger oder gar nichts mehr und nehmen ab.

Ob die Wohnung aufgeräumt ist, ist ihm entweder egal oder steigert noch das schlechte Gewissen, was wiederum zu noch mehr Selbstvorwürfen führt; und wieder zu der Frage: Wozu? An diesem Punkt sind Betroffene kaum noch in der Lage, sich selbst zu helfen.

Ein schlechter Tag macht noch keine Depression

Übrigens spielt auch die Dauer eine wichtige Rolle. Jeder hat einmal einen Tag, an dem er am liebsten im Bett bleiben möchte. Das ist ganz normal. Hält dieser Zustand aber über mehr als zwei bis drei Wochen an, ist das nicht mehr so normal und du solltest das abklären.

Außerdem gibt es neben der Depression auch eine depressive Verstimmung. Eine depressive Verstimmung kann plötzlich Auftauchen, verschwindet aber nach einer gewissen Zeit wieder von allein.
Und dann gibt es die oben schon erwähnte Trauer, zum Beispiel die Trauer um einen geliebten Menschen oder ein Haustier. Trauer fühlt sich in den ersten Tagen und Wochen ähnlich wie eine mittlere bis schwere Depression an. Dieses Gefühl der Trauer ist aber wichtig zu spüren, um mit dem Tod der Person abschließen zu können. Es ist normal, dass der Mensch neben der Liebe auch Trauer empfindet. In unserer Gesellschaft wird leider immer häufiger verlangt, dieses Gefühl zu unterdrücken. Eine unterdrückte Trauer kann zu einer dauernden seelischen Belastung

werden und dann ebenfalls zur Ursache einer Depression.

Depression und Schmerzen in verschiedenen Graden

Weniger bei einer leichten - aber oft bei einer mittelschweren und schweren Depression - treten körperliche Schmerzen auf. Ist das die erste Depression, können diese Schmerzen zu Ängsten führen. Diese Ängste werden noch verstärkt, wenn bei einer ärztlichen Untersuchung keine organische Ursache gefunden wird. Diese kann auch nicht gefunden werden, denn die Schmerzen entstehen aus dem Wechselspiel aus Körper und Seele. Die als real empfundenen und irgendwie auch wirklichen Schmerzen in Zusammenhang mit der ärztlichen Diagnose bringen wieder einen neuen Kreislauf beim Depressiven in Gang. Wieder Selbstzweifel, Selbstvorwürfe, bleierne Leere, Aufgeben. Allerdings geht ein neuer Trend dorthin, zu leichtfertig Schmerzen, für die man nicht sofort eine Ursache feststellen kann, als psychische Schmerzen abzuhandeln, was schwere Folgen haben kann. Bevor nicht eindeutig geklärt ist, ob eine Depression vorliegt, liegt bei Schmerzen sicherlich eine organische Ursache vor.

Und auch bei einer Depression können Schmerzen sowohl organischer als auch 'depressiver' Natur sein.

Und letzten Endes kann auch ein Unfall mit körperlichen Verletzungen oder ähnlichem dazu führen, dass zur Verletzung durch den Unfall eine Depression hinzukommt. In welchem Grad, hängt dann wiederum von der Persönlichkeit des Einzelnen ab.

Das Krankheitsbild der Depression oder auch des Burnouts, wie diese im Volksmund genannt wird, ist anfangs schwer erkennbar und wird von den meisten Menschen erst einmal falsch gedeutet. Schlaflosigkeit, Grübeln oder auch Antriebslosigkeit schieben viele Menschen auf Stress in der Arbeit oder andere Alltagsgeschehnisse. Dass hinter diesen Symptomen eine Depression stecken könnte, wird erst dann bemerkt, wenn der Arzt dies diagnostiziert oder der/diejenige schon tief in dieser drinnen steckt.

Manche Menschen sagen, dass sich eine Depression schleichend entwickelt, bis sie denjenigen dann "packt".

Häufig ist es ähnlich wie bei einem Alkoholiker. Bis der Gang zum Arzt erfolgt, ist die Krankheit schon tief in einem Menschen drinnen, die Wahrnehmung "Ich habe eine Depression" ist allerdings meist gar nicht mehr möglich und oftmals fällt es nicht dem Betroffenen selber auf, sondern seinem Umfeld.

Dies macht eine Diagnose häufig schwer beziehungsweise erst dann möglich, wenn der Betroffene bereit ist, einen Arzt aufzusuchen.

Die ersten Symptome

Schlaflosigkeit ist ein häufiges Symptom. Sicher hast du es auch schon erlebt, dass du abends im Bett wach liegst, über den Tag nachdenkst und plötzlich ins Grübeln kommst. Warum kannst du letztendlich nicht mehr genau sagen. Dinge, die schon längst vergangen sind, kommen in dein Gedächtnis und lassen dich nicht in Ruhe.

Traurig sein entwickelt sich schleichend. Auf einmal sind die Blumen im Garten nicht mehr schön, sie sind eben da. Dinge wie eine lustige Sendung im TV erheitern dich nicht mehr. Du sitzt davor und fragst dich, was an dieser Sache lustig sein soll. Du siehst alles trübe und dunkel und fühlst dich von der Welt verlassen.

Das Falsche daran ist, dass du dich in dieser "neuen Welt" wohlfühlst und/oder Veränderungen überhaupt nicht bemerkst.

Ein Beispiel: Du spielst ein Musikinstrument, spielst nur noch traurige Stücke und merkst es nicht. Macht dich jemand darauf aufmerksam, reagierst du ablehnend oder redest dich heraus.

So kann es passieren, dass du immer tiefer in diese Traurigkeit gerätst.
Durch diese und andere Symptome verlierst du eventuell auch den Appetit, schönes Essen ist nicht mehr relevant und du kochst nur noch, weil dein Körper etwas essen muss. Sitzt du dann am Tisch, hast du keinen Appetit mehr.

Manche Menschen möchten sich aufgrund dieser oder anderer Symptome nur noch ins

Bett verkriechen, die Decke über den Kopf ziehen und von der Welt in Ruhe gelassen werden. Nach deinen Gedankengängen sind sonst nette Menschen nicht mehr so nett, sondern einfach nur anstrengend, nervend oder beängstigend. Du hast keine Kraft mehr zu kommunizieren und ziehst dich zurück (sozialer Rückzug).

Bemerkst du diese Symptome, solltest du dir einen "Ruck geben" und auf jeden Fall mit deinem Hausarzt sprechen, damit dieser dir weitere Vorgehensweisen erklärt.
Hier ist es wichtig, einen guten und vertrauenswürdigen Hausarzt zu haben, damit du dich diesem öffnest.

Die Weiterentwicklung zu einer tiefen Depression

Die beschriebenen Symptome verschwinden bei manchen Menschen auch wieder, da nicht jeder Mensch zu Depressionen neigt.
Manchmal ist es eine Veranlagung oder diese ist genetisch bedingt. Weiterhin kann Depressionsneigung auch vererbt werden.

Haben zum Beispiel deine Eltern
Depressionen, besteht eine größere Gefahr,
dass du als Kind ebenfalls im Leben eine
solche durchmachst.

Verschwinden diese oder zusätzlich andere
Symptome aber nicht, kommt es unweigerlich
zu einer Depression. Diese kann leicht,
mittelschwer, aber auch sehr schwer ausfallen.
Der Verlauf richtet sich nicht nur nach dem
Menschen, sondern eben nach der
angesprochenen Veranlagung.
Haben Schlaflosigkeit, Traurigkeit,
Appetitlosigkeit oder auch sozialer Rückzug
(oder andere Symptome) begonnen, so
besteht die Gefahr, dass diese sich verstärken.
Die Appetitlosigkeit geht so weit, dass sich die
Betroffenen nur noch minimal ernähren. Es
kommt zu Störungen im Stoffwechsel,
Unwohlsein, Magen- und
Verdauungsstörungen. Zeitweise passiert es,
dass Menschen sich bewusst nach dem Essen
den Finger in den Hals stecken, um das
Gegessene wieder loszuwerden. Hier besteht
die Gefahr einer Bulimie-nervosa. Das
Erbrechen nach dem Essen wird zum Zwang.
Teilweise betreiben Betroffene dies auch zum
Abnehmen bei dem Gefühl, ein zu hohes

Gewicht zu tragen. Andere wiederum nutzen das Erbrechen, um Druck abzubauen oder Schmerz zu fühlen.

Selbstzweifel und zeitweiliger Verfolgungswahn können auftreten. „Die anderen mögen mich nicht mehr"…. „Meine Arbeit ist schlecht"… „Der oder die werfen ständig ein Auge auf mich und beobachten mich…" Solche und andere Gedankengänge sind immer wieder bei betroffenen Personen zu hören.

Die Gefahren im Einzelnen

Die größte Gefahr besteht darin, dass ein Betroffener sich absolut zurückzieht. Kein Kontakt zu anderen, keine Ansprache zu anderen und zur eigenen Familie sind mehr möglich. Lebst du in einem Haushalt mit Partner und Kindern, so wirst du diese nur noch bedingt wahrnehmen. Die eigene Krankheit, die als solche aber noch nicht erkannt ist, frisst dich auf, nimmt dich so ein, dass du für niemanden mehr ein offenes Ohr hast oder dich unterhalten möchtest.

Eine weitere sehr große Gefahr ist das Alleinsein. Lebst du alleine und drehst du dich

nur noch in deiner eigenen depressiven Welt,
so kann es passieren, dass du weder zur
Arbeit gehst noch dich krankmeldest oder
andere Wege einleitest, um eventuell auf deine
Krankheit aufmerksam zu machen. Für den
Hilfeschrei „Ich bin krank, helft mir!" bist du
nicht mehr in der Lage.

Jetzt gibt es zwei negative Möglichkeiten, die
eintreffen können:
Du legst dich in dein Bett oder igelst dich ein
und verlierst langsam die Kontrolle über dein
Leben. Du kochst nicht mehr, pflegst dich nicht
mehr und räumst nicht mehr auf. Die soziale
Verwahrlosung und somit auch beginnende
Einsamkeit nehmen ihren Lauf und verstärken
sich von Tag zu Tag.
Da du niemanden mehr an dich heranlässt,
wird die Krankheit stärker und stärker. Schon
Kleinigkeiten können dich so aus der Bahn
werfen, dass du in deinem Leben keinen Sinn
mehr siehst. Gedanken an Menschen, die dich
lieben, sind weit weg.

Unverständnis sorgt für weitere Stadien

Manchmal sind es aber auch die Mitmenschen, die dich in eine tiefere Depression bringen. Diejenigen, die kein Verständnis für diese Erkrankung haben, da sie weder sichtbar noch greifbar ist. Einen gebrochenen Arm sieht man. Der Arm wird in einen Gips gelegt und der Defekt ist deutlich zu sehen, aber auch zu heilen.

Geht der Depressive einkaufen, werden meist die gesellschaftlichen Formen von gewissen Umgangsformen gewahrt. Wer sieht dann die Depression? Es gibt auch Menschen, die sich eine "Maske" aufgesetzt haben, um nicht erkannt zu werden. Bei diesen Menschen sieht niemand die Erkrankung.
Auch dies ist ein Entwicklungsstadium der Depression. Du spielst nach außen hin den Gesunden, den freundlichen und vielleicht sogar fröhlichen Menschen. Nach innen hin aber zerbrichst du immer mehr.

Durch die heutigen schnelllebigen und hohen Ansprüche der Gesellschaft entwickeln sich Depressionen deutlich häufiger als früher. Betroffene werden "abserviert", gekündigt,

Freunde ziehen sich zurück. Viele weitere Faktoren führen dazu, dass Menschen mit beginnender Depression schnell tiefer in diese geraten können. Eine Kündigung zum Beispiel führt zum Gefühl des Versagens.

Dieses nicht greifen und nicht sehen können macht die Vertiefung und Entwicklung einer Depression leichter für den Betroffenen und schwer für die Mitmenschen/Helfenden.

Wann musst du zum Arzt?
Diese Frage will ich dir jetzt beantworten.

Wann muss man zum Arzt?

Bei einer körperlichen Erkrankung ist die Sache sehr einfach zu erklären. Wenn man eine körperliche Veränderung hat, die nicht zu erklären ist, dann führt der nächste Weg zum Arzt.

Bei einem Burnout oder bei einer Depression ist die Sache doch schon wesentlich komplizierter. Menschen können müde sein, sie können antriebslos sein und keine neuen Ideen mehr haben. Wenn all diese Dinge schon eine Krankheit ausmachen würden, dann wäre gefühlt jeder krank und müsste zum Arzt in Behandlung. Selbst in den Fachbüchern ist die Definition nicht nagelfest. Es gibt Tests, die einen Anhalt dafür geben, inwieweit eine Krankheit vorliegt, die eines Arztes bedarf. Wichtiger als solche Tests sind aber Beobachtungen von außen. In dem Moment, in dem man dauernd inadäquat auf seine Umwelt reagiert, braucht man Hilfe. Ein wichtiges Symptom ist die Antriebslosigkeit. Das gilt bei beiden Erkrankungen - Burnout und Depression. Jede Handlung wird sehr zäh. Man schafft es nicht, sich aus dem Bett zu bewegen. Die Antriebslosigkeit wird vom Patienten gerne mit Faulheit verwechselt. Deswegen schämt er sich und versucht mit Willensstärke dagegen vorzugehen. Das verstärkt letztlich die Erkrankung. Die Menschen kommen gar nicht auf die Idee, zum Arzt zu gehen. Ein Hinweis von außen ist in einer solchen Situation hilfreich.

Psychotherapeuten finden:

Einen geeigneten Psychotherapeuten zu finden ist der wichtigste Punkt überhaupt. Es gibt nicht den besten Psychotherapeuten, sondern nur einen besten Psychotherapeuten für einen persönlich. Der Psychotherapeut muss in der Wellenlänge zu einem passen, sonst wird aus der Therapie nichts. Wie aber auch in der Medizin allgemein gilt: Vor der Therapie muss die genaue Diagnose stehen. Eine vielschichtige Anamnese ist eben wichtig. Das Problem in dieser Fachdisziplin ist: Es gibt so keine festen Diagnosen. Jeder Klient ist eigentlich ein Fall für sich. Man muss aber doch eine Fallunterscheidung treffen. Es gibt Erkrankungen, die auf körperliche Erkrankungen zurückzuführen sind. Deswegen ist der erste Schritt an dieser Stelle der Weg zum klassischen Arzt. Dieser muss die körperlichen Anteile abklopfen. Es gibt Schilddrüsenerkrankungen und Erkrankungen der Eierstöcke sowie Dispositionen wie die Zöliakie, die durchaus Depressionen und Burnouts erzeugen können. Hier helfen Diäten, Medikamente und eventuell sogar Operationen. In dem Fall wäre der klassische Hausarzt der beste Psychotherapeut. Du kannst einmal in diesen Quellen stöbern: https://www.dzg-online.de[7]. Eine Umstellung der Ernährung hat schon einige depressive Menschen geheilt. Wenn aber keine körperlichen Veränderungen vorliegen, dann überweist der Hausarzt an einen Psychotherapeuten. Es gibt klassische Psychologen und Therapeuten mit Kassenzulassung. Und es existiert eine Reihe von Ansätzen, um zu helfen. Wenn eine Psychose vorliegt, dann bedeutet das, dass man keine Ursache für die Erkrankung findet. Hier sind Psychiater geeigneter als die Therapeuten. Ein Psychiater geht medizinischer vor, ein Therapeut trainiert den Patienten. Für das Trainieren gibt es eine Reihe von Ansätzen, wie zum Beispiel die

---

7 https://www.dzg-online.de/.

Verhaltenstherapie. Man muss es schaffen, den richtigen Ansatz und den passenden Therapeuten zu finden, der für einen die richtige Medizin ist. Am besten, man macht Probestunden bei einem Therapeuten aus und versucht dann, die Wirkung zu spüren.

Wenn man an selbstvernichtenden Gedanken bis hin zu Zwängen leidet, sollte man sich allerdings in stationäre Behandlung begeben. Man schwebt durch sich selbst in Gefahr.

Erste Therapie

Wenn die Fachärzte eine Richtung vorgeschlagen haben, dann muss man für sich selbst immer überlegen, ob das in die richtige Richtung führt. Man muss bei allen Therapien etwas warten. Manchmal verschlimmern sich erst die Symptome, um dann Punkt für Punkt besser zu werden. Man sollte eine Zeit lang dem Behandler sein Vertrauen schenken. Wichtig ist hier aber auch die Beobachtung des Umfeldes. Die eigene Wahrnehmung ist gestört, das ist ja der Kern der Erkrankung. Andere Menschen sehen die Dinge anders und können einen dann effektiv beurteilen. Bei den

Therapien ist auch anzumerken, dass manchmal nicht nur eine Therapie hilft. Oft macht auch die Kombination aus verschiedenen Ansätzen insgesamt die Lösung aus. Eine Verhaltenstherapie kann mit ärztlich verschriebenen Medikamenten und mit Diäten insgesamt behandelt werden. Eventuell merkt man in der ersten Therapie, dass man einen kombinierten Ansatz braucht. Zum Eigenschutz sollte man sich hier in die Obhut von Fachleuten begeben.

Die erste Therapie sollte man als ersten Schritt in ein neues Leben sehen. Die Erkrankung an sich ist chronischer Natur und nicht per Knopfdruck zu heilen.

Coachings

Das Coaching kann während der medizinischen Behandlung oder im Anschluss der Behandlung erfolgen. Man hat an dieser Stelle einen kompetenten Partner, der einem hilft, Fallstricke im Leben zu meistern. Viele Menschen glauben vor allem nach einer abgeschlossenen Behandlung, sie hätten ihr Leben wieder im Griff. Das ist in aller Regel eine Fehleinschätzung. Man kommt zum

Beispiel nach einem stationären Aufenthalt wieder an die gewohnte Arbeitsstelle. Nach einiger Zeit, meist nach ein bis zwei Wochen, sind die Symptome wieder da. Hier muss der Coach, der vielleicht sogar immer zu erreichen ist, ran. Der Mensch arbeitet gerne über Verhaltensschablonen. Das ist auch richtig so. Man kann ja normalerweise nicht über alles nachdenken. Man stelle sich vor, man würde beim Autofahren ständig nachdenken, wie man schaltet und kuppelt. Diese Schablonen an sich müssen aufgebrochen und neu erstellt werden. Das ist gerade das Zeitaufwendige bei der ganzen Prozedur. Der Coach programmiert seinen Patienten um. Das wird nicht nur bei depressiven Störungen und Burnouts so gemacht, sondern auch bei anderen Störungen wie bei Drogenkonsum.

Die Therapie unterscheidet sich auch insoweit vom Coaching, dass sie in aller Regel eine Einzeltherapie ist. Das Coaching kann dann auch in einer Gruppe stattfinden. Gruppentherapie wird bei einer Verhaltenstherapie auch bevorzugt. Der Coach steht dann wie ein Trainer hinter seinem Klienten.
Ein Coaching kann auch helfen, depressive

Episoden mit anderem Denken zu überwinden. Vor allem das Selbstgefühl scheint ein wichtiges Gefühl zu sein. Man arbeitet körperlich, um zu spüren, dass man mit seinen Händen etwas bewirken kann. Das positive Selbstgefühl hilft vielen Menschen über eine negative Phase hinweg.

Heilpraktiker

Ein Heilpraktiker kann an einigen Stellen sinnvoll sein. Der Heilpraktiker ist weder Arzt noch Psychologe. Er kann aber alternative Wege aufzeigen. Es gibt Ansätze in der Homöopathie, in der Akupunktur und in der Akupressur. Verschiedene Ansätze wirken nachweislich, auch Formen der Entgiftung. Es sind manchmal Erfahrungswerte, die immer geholfen haben. Man erkennt oft erst nach langen Jahren, warum etwas wirkt. Mittlerweile gibt es ja auch Universitäten, die die Weisheiten von Hildegard von Bingen untersuchen und so das eine oder andere tatsächlich finden. Manche Naturheilmittel, die psychoaktiv wirken, wurden eben auch dann in die klassische Medizin übernommen. Manchmal wirken die ursprünglichen pflanzlichen Stoffe aber dann doch noch besser als die Pille vom Apotheker. Man denke an das Johanniskraut. Das gibt es aus der Natur und kommerziell von manchen Pharmahändlern.

Bei einer Depression und einem Burnout ist es wichtig, nicht nur einen Pfad zu begehen. Geduld ist bedeutend und Scham der Umwelt gegenüber ist nicht angebracht. Beides hat nichts mit Faulheit und Trägheit zu tun. Wichtig ist aber auch das soziale Umfeld wie Familie und Ehepartner/in, die einem eine Stütze sein können.

Auf der nächsten Seite sine die Symptome einer Depression nochmal aufgeführt:

Symptome einer Depression:

- Antriebslosigkeit
- Müdigkeit
- Niedergedrückte Stimmung
- Innere Leere
- Verlust von Interessen
- Starke Selbstzweifel
- Schuldgefühle und Selbstvorwürfe
- Konzentrations- und Aufmerksamkeitsstörungen
- Extremes Schlafbedürfnis oder Schlafstörungen
- Verlust des sexuellen Interesses
- Starke Unruhe und innere Erregtheit
- Herz-Kreislauf-Beschwerden
- Morgentief
- Kopf- und Rückenschmerzen
- Magen- und Darmprobleme

Rad des Lebens

Depressionen haben Auswirkungen auf unser Rad des Lebens. Dieses setzt sich aus unseren verschiedenen Lebensbereichen zusammen. Dazu gehören:

Freunde und Familie

Ein wichtiger Bestandteil unseres Lebens sind unsere Familie und unsere Freunde. Die Familie kann man sich nicht aussuchen - die einen Menschen haben Glück mit ihrer "Sippe", die anderen Pech. Dennoch ist die Familie, egal wie sie ist, ein Fundament für unser Sein, das wir nicht einfach abschütteln können. Gibt es familiäre Probleme, kann sich dies enorm auf die Psyche auswirken, da dann ein Teil unseres Grundgerüsts wackelt - unsere Sicherheit ist nicht mehr vollkommen. Es ist wichtig, die Familie anzunehmen, wie sie ist. Akzeptanz kann dir helfen. Denn erst, wenn du deine Familie samt aller eventuellen Probleme akzeptierst, kannst du auch dich selbst akzeptieren. Viele Menschen entwickeln später Depressionen, wenn sie in ihrer Kindheit unzureichend Liebe und Geborgenheit erfahren haben. Die Eltern konnten in manchen Bereichen durch persönliche Probleme, Beziehungskrisen, Scheidung, übermäßig viel Arbeit, etc. nicht die Zuwendung geben, die sie als Kind benötigten. Bei manchen Menschen zeigen sich diese Probleme samt ihrer Auswirkungen noch in der Kindheit, bei anderen tritt das Erlebte erst im Erwachsenenalter ins Gedächtnis. Die Depression gilt als Reaktion darauf, oft auch als Schutzmechanismus. Verurteile dich nicht dafür, sondern akzeptiere die Depression - sie ist kein Feind, sondern nur ein (noch) unliebsamer Helfer.

Freunde sind die Menschen, die man sich aussuchen kann. Es ist sehr wichtig, dass man diese auch hat. Mit Freunden teilt man die Erfahrungen des Lebens und unterstützt sich gegenseitig in der schwierigeren Zeit. Hierbei gilt es zu beachten, dass Freunde aber nicht nur "Abladestelle" für Probleme sind, sondern genau die Menschen, mit denen man Spaß im Leben haben kann. Ein wahrer Freund ist jemand, der dich in schlechten Zeiten stützt und die guten mit dir feiert. Wichtig an dieser Stelle: Sei selbst ein wahrer Freund. Fürsorge, Vertrauen und gemeinsame Unternehmungen sollten da möglichst immer im Gleichgewicht sein. Einseitige Beziehungen machen immer krank - ob man selbst der Initiator der Einseitigkeit ist oder der andere, ist hierbei völlig egal. Checke dein Umfeld ab. In welchen Bereichen fühlst du dich geborgen, wo hast du das Gefühl, auf der Strecke zu bleiben? Sprich offen darüber. Ein Mensch, der es gut mit dir meint, wird Verständnis zeigen und bereit für ein Gespräch sein.

Kreativität und Selbstverwirklichung

Im Gegensatz zu der Familie und den Freunden ist der Bereich "Kreativität und Selbstverwirklichung" ein sehr persönlicher. Hier geht es darum, unser SELBST zum Ausdruck zu bringen. Wer sind wir? Was wollen wir sein? Was können wir? Wie zeigen wir das? Der Kreativität sind keine Grenzen gesetzt. Doch was bedeutet Kreativität? In erster Linie verbinden wir damit Kunst wie zum Beispiel Malerei, Theater oder Musik. Kreativität heißt aber auch beispielsweise Emotion und Gestaltung. Was gestalten wir in unserem Leben - und wie?

Zuerst kommt unser Charakter, der sehr maßgeblich dafür ist, was wir im Leben wie tun. Unser Charakter beeinflusst, wie wir uns kleiden, welchen Beruf wir erlernen und mit welchen Menschen wir uns gut verstehen. Unser Charakter beeinflusst unsere Kreativität. Sind wir depressiv, ist dieser Bereich blockiert. Zwischen anhaltender Leere und Anspannung ist es uns nicht möglich, einen Zugang zu unserem SELBST zu bekommen. Wir stecken fest. Unsere Emotionen sind weg, die Kreativität ist blockiert und die Selbstverwirklichung leidet, weil es nichts zu verwirklichen gibt.

Das klingt frustrierend und soll in keinster Weise demotivierend klingen. Wichtig ist, dass wir akzeptieren, dass das momentan so ist. Lasse deine Gefühle raus. Lasse die Leere raus. Es kann dir helfen, aufzuzeichnen, wie du dich fühlst. Es klingt vielleicht zu simpel, aber es ist wichtig, dass du dieses Gefühl der Leere annimmst und aushältst. Es gehört zu dir. Wir meinen oft, eine Leere füllen zu müssen, um wieder Bereicherung zu erfahren. Aber meistens passiert genau das Gegenteil. Wir bereichern uns nicht, wir ersetzen das, wonach wir uns sehnen, mit Dingen, die wir eigentlich ablehnen. Manche Menschen greifen zu Genussmitteln, andere Menschen kaufen sich unnötige Sachen. Gehe in dich. Und wenn es da leer ist und das Blatt Papier zunächst weiß bleibt, dann nimm es an. Wichtig ist, dass du dich selbst wieder kennenlernst. Dann kann das "weiße Blatt" auch wieder gestaltet werden.

Räumliche Umgebung

Wo bist du? Wo wohnst du? Fühlst du dich "zuhause"? Falls nein, warum nicht? Deine räumliche Umgebung beeinflusst deine Stimmung enorm. Allein die Farbe der Wand kann unterschiedlichste Auswirkungen auf unsere Psyche haben. Auch die Ordnung spielt eine große Rolle. Die Wohnung ist der Spiegel der Seele. Wenn du depressiv bist und dich beim Lesen dieser Zeilen in deiner Wohnung umsiehst, stellst du wahrscheinlich fest, dass es viele Ecken gibt, wo dringend einmal wieder aufgeräumt werden müsste. Vielleicht stapelt sich das Geschirr in der Küche, während im Bad ein großer Haufen Wäsche darauf wartet, gewaschen zu werden. So ähnlich sieht es in deinem Kopf aus, wenn du an Depressionen leidest. Es ist sehr chaotisch, aber nicht zu ordnen. Daraus entsteht eine kaum erträgliche Leere. Was aber helfen kann, ist, wenn du das Ganze umdrehst. Räume auf. Entsorge den Müll, der sich angesammelt hat. Mache das Fenster auf und lass täglich frische Luft und neue Energien in dein Zuhause fließen. Es ist garantiert, dass du dich danach befreiter fühlst.

Ich gehe sogar soweit, dass ich sage: Bringe deine Wohnräume energetisch auf ein höher schwingendes Level.

Lass deine Räumlichkeiten das erste Mal von einem Experten räuchern, lerne es, sodass du es auch selbst regelmäßig anwenden kannst - mit qualitativ hochwertigem Räucherwerk.

In früheren Zeiten führten unsere Vorfahren Hausräucherungen auch zu hygienischen Zwecken durch. In verschiedenen Regionen werden heute noch Hausräucherungen zu bestimmten Zeiten, wie zum Beispiel zu Weihnachten durchgeführt.

Räucherungen unterstützen dabei, zu entspannen, zur Ruhe zu kommen, Abstand zu gewinnen. Es fördert die Sinne zu schärfen, die Achtsamkeit und befreit von Fremdenergien.

Verwende auch hochwertige, rein natürliche ätherische Öle und lass deine Räume über einen Aroma Diffuser oder einer Duftlampe beduften.

Was sind ätherische Öle?

Ätherische Öle enthalten die Urkraft der Pflanzen in hochkonzentrierter Form. Ätherisch bedeutet „himmlisch".
Das Einatmen von ätherischen Ölen ist die effektivste Heilmethode in der Aromatherapie. Der Geruchsinn reagiert schneller als jeder andere.
Über das limbische System erreichen die Duftstoffe direkt das Großhirn und die Wirkung setzt sofort ein!

Wirkung von ätherischen Ölen?

Sie haben eine tiefergehende Wirkung auf Körper und Geist, sind die Pforte zur Seele des Menschen. Sie sind auch Informationsträger und übermitteln Schwingungen.
Sie fördern die Gesundheit, harmonisieren und unterstützen die Selbstheilungskräfte im ganzheitlichen Sinn. Sie wirken beruhigend, anregend und heben die Stimmung. Sie machen sich positiv im Immunsystem

bemerkbar und reduzieren die
Bakterienkonzentration in der Raumluft.

Freizeit und Erfahrungen

Ein ganz wichtiger Bereich für das persönliche
Wohlbefinden ist der Bereich "Freizeit und
Erfahrungen". Freizeit ist die Zeit, die wir frei
gestalten können. Wir können tun, was uns
guttut und haben das früher doch auch immer
so gerne gemacht - bis das Burnout mit dem
seelischen Tiefpunkt kam. Du möchtest die
freie Zeit am liebsten im Bett verbringen und
meistens tust du das auch. Den Haushalt zu
meistern, fühlt sich an wie eine Zusatzarbeit,
der du momentan nicht gewachsen bist. Du
musst die pflichtfreie Zeit nutzen, um Energie
für die Verpflichtungen zu haben. Und genau
das ist der Teufelskreis der Depression, der
dich immer weiter in einen Strudel aus Leere
und zu viel Arbeit bringt. Aber gerade
Erfahrungen und sinnvolle Freizeitgestaltung
füllen uns Menschen mit Energie und treiben
uns an. Daraus schöpfen wir unsere
Kreativität, die wir wie bereits beschrieben für
unsere Selbstverwirklichung benötigen.
Versuche ab sofort, an drei Tagen in der
Woche eine kleine Freizeitbeschäftigung in

deinen Tag zu integrieren, die dir früher gutgetan hat. Mache das nur für dich. Ein kleiner Spaziergang in der Abendsonne reicht vollkommen aus. Beobachte, was um dich herum passiert. Höre, welche Geräusche in deiner Umgebung ertönen. Welche Farbe haben die Häuser in der Umgebung? Wie fühlt sich der Boden an, auf dem du gehst? Diese kleinen Wahrnehmungsübungen können dich unterstützen, dich selbst und deine Umgebung wieder mehr zu spüren.

Gesundheit

Als letztes sehr wichtiges Element ist die Gesundheit zu nennen. Sie bezieht sich sowohl auf deine psychische als auch auf deine körperliche Gesundheit. Achte vor allem bei Depressionen auf eine ausgewogene vitaminreiche Ernährung. Bewege dich ausreichend, denn so baut dein Körper nachweislich Stress ab. Ein gesunder Körper ist gleich noch einmal so wichtig, wenn deine Seele erkrankt ist. Die Tipps zu den verschiedenen Lebensbereichen können dich dabei unterstützen, deine Depressionen zu überwinden.

Du solltest aber auch erwägen, dir therapeutische Hilfe zu suchen. Ein erfahrener Therapeut kann dir helfen, dich selbst wieder zu finden und die Depression / das Burnout zu überwinden.

Positive Glaubenssätze bei Burnout und Depression

Gerade in der heutigen doch sehr schnelllebigen Zeit kommt es immer wieder zu Burnout und Depression. Manche Menschen bezeichnen dies als Unfug und nehmen solch eine Erkrankung nicht ernst. Doch Betroffene wissen oftmals keinen Ausweg, benötigen Hilfe, welche sie aber nicht immer annehmen können. Aus diesem Grund ist es so wichtig, über Depressionen und Burnout aufzuklären.

Was tun bei Burnout und Depression?

Wichtig ist, sich professionelle Hilfe zu holen. Alleine kann man aus einer tiefsitzenden Depression nicht mehr herausfinden. Inwiefern diese Unterstützung aussehen soll, kannst du in gewissem Maße selbst entscheiden.

Ein Kuraufenthalt und Gespräche mit Ärzten und Therapeuten können sehr gut weiterhelfen. Dies sollte über einen längeren Zeitraum geschehen, um die psychische Erkrankung tatsächlich heilen zu können.
Du musst es aber auch selbst wollen! Der eigene Wille, die eigene Kraft kann alles in Gang setzen, was man erreichen möchte. Auch Burnout kann besiegt werden, wenn du nur selbst daran glaubst. Der Glaube versetzt Berge, wie ein bekanntes Sprichwort so schön sagt und das stimmt auch. Du hast es in der Hand, ob du aus diesem tiefen Loch wieder herausfindest.

Glaubenssätze

Glaubenssätze beziehungsweise sogenannte Affirmationen sind Sätze, welche du dir selbst entweder laut oder in Gedanken aufsagst. Je öfter diese wiederholt werden, desto schneller gelangen sie in dein Unterbewusstsein. Wichtig ist an dieser Stelle zu sagen, dass solche Glaubenssätze immer positiv formuliert werden müssen. Du solltest die Wörter "kein" und "nicht" aus den Affirmationen streichen. So manifestieren sich alle anderen Wörter deines Satzes, aber nicht das Wort "nicht".

Hier ein Beispiel:

Ich will nicht mehr krank sein.
Dieser Satz beinhaltet die Wörter „nicht" und „krank". Dein Unterbewusstsein hört immer wieder dieselben negativ besetzten Worte. Diese speichern sich ab und so wird dein Körper nur noch kränker, anstatt gesund.

Anstatt dessen könntest du sagen: "Ich bin gesund. Mir geht es gut." Dieser Satz ist positiv behaftet und gibt dir selbst ein gutes Gefühl.

Glaubenssätze können eine gute Hilfe für dich sein, wenn du ansonsten Schwierigkeiten hast, an den Erfolg zu glauben oder oftmals in negative Gedankenmuster zurückfällst. Glaubenssätze alleine können angewandt werden, dennoch sollten diese mit einer Therapie / Coaching kombiniert werden.

Das Leben beeinflussen

Du selbst kannst dein Leben beeinflussen. Alles, was du denkst, zieht sich in dein Leben. Hier spielt es jedoch keine Rolle, ob diese Gedanken, Wünsche und Hoffnungen negativer oder positiver Natur sind. Im Unterbewusstsein manifestiert sich alles. Aus diesem Grund bieten sich Glaubenssätze so gut an, wenn man an einer Depression oder an Burnout leidet.

Du möchtest eine neue Arbeit finden, weil dies der erste Schritt wäre, aus dem Burnout heraus zu finden. Hier ist es wichtig, dass du nicht negativ denkst! Unbewusst kommen sogleich Sätze zum Vorschein, wie zum Beispiel: „Ich kann das dem Chef doch nicht antun." Du kannst dir zwar als Affirmation sagen, dass du einen neuen Job findest, der dich erfüllt und in dem du gut behandelt wirst.

Doch glaubst du unbewusst nicht an den Erfolg deiner Affirmationen, wird es auch keine Änderung in deinem Leben geben. Und hier liegt genau die Schwierigkeit. Du selbst musst glauben, was du dir sagst! Nur dann kannst du dein Leben beeinflussen und ändern!

Du musst erst lernen, unbewusst keine negativen Gedanken zuzulassen. Aus diesem Grund bietet es sich an, erst einmal mit einfachen positiven Glaubenssätzen zu beginnen. Wenn du hier erste Erfolge siehst, stellt sich das Unterbewusstsein besser und rascher darauf ein. Dir wird es immer leichter fallen, positiv zu denken und aus der Depression heraus zu kommen.

Sieh dich selbst vor deinem inneren Auge. Sieh dich, wie du am Strand spazieren gehst. Spüre das Gefühl, das du dabei empfinden würdest. Fühle die kühle Meeresbrise, den Sand unter deinen Füßen. Du musst es dir so detailliert vorstellen, als wäre es bereits Realität.

Diese positiven Gedanken können dir dabei helfen, alles zu erreichen, was du möchtest. Therapeuten, Lebens-Coaches arbeiten auch sehr häufig mit Glaubenssätzen, weil sie nachweislich funktionieren.

Um dir eine kleine Auswahl zu geben, Depressionen und Burnout rascher zu bewältigen, kannst du folgende Liste mit Affirmationen durchgehen:

- Mir geht es gut
- Ich bin gesund
- Ich liebe mich selbst
- Ich bin gut, so wie ich bin
- Ich erlaube mir, gesund zu sein
- Ich liebe mein Leben
- Ich habe ein glückliches Leben
- Ich bin glücklich
- Ich bin der Herr meiner selbst
- Ich arbeite in meinem Traumjob
- Ich behandle alle Mitmenschen mit Respekt und werde selbst mit Respekt behandelt
- Ich darf Hilfe annehmen

Dies ist nur ein kleiner Auszug, um dir einen ersten Anhaltspunkt zu schaffen. Je nach Ausgangslage können diese individuell angepasst werden.

Um auch standhaft zu bleiben, kannst du dir
eine Art Tagebuch anlegen. Darin schreibst du
alle Affirmationen auf, welche du gerne nutzen
möchtest. Nimm dir dein Tagebuch jeden
Abend vor dem Zubettgehen in die Hand und
lies dir die Glaubenssätze dreimal durch. Dies
wird dein eigenes Ritual. So vergisst du nichts
darauf und entwickelst bereits während des
Tages eine Art Vorfreude darauf. Schreibe
auch alles auf, was du an diesem Tag erlebt
hast und wie es dir ergangen ist.

Leidest du an einer Depression, ist es wichtig,
mit Freunden oder der Familie zu sprechen. Du
musst wissen, dass du nicht alleine damit bist!
Es kann jeden treffen und es kann auch
unterschiedliche Ursachen dafür geben.
Burnout und auch Depression zählen zu den
psychischen Erkrankungen und werden auf
alle Fälle ernst genommen. Du selbst hast es
jedoch in der Hand, ob sich ein Erfolg zeigen
wird und ob du diese Krankheit besiegen
kannst oder nicht.

Du kannst dein Leben selbst in den Griff
bekommen, wenn du nur fest daran glaubst
und auch dein Unterbewusstsein davon
überzeugst. Positive Glaubenssätze sorgen

dafür, dass du an dich selbst glaubst!

Welche Methoden gibt es zur Überwindung von schlimmen Zeiten? Das ist eine Frage, die ich dir jetzt beantworten möchte.

Methoden zur Überwindung von schlimmen Zeiten

Schlafentzug - Wachtherapie

Menschen, die unter einer Depression leiden, haben oft mit verschiedenen Schlafstörungen zu kämpfen. Dazu zählen unter anderem zu frühes Aufwachen, Durschlafstörungen und Störungen beim Einschlafen. Dadurch kommt es oft zu einer zusätzlichen Belastung der Psyche, gepaart mit körperlicher Erschöpfung - durch den mangelnden Schlaf. Dies lähmt den Antrieb, raubt Energie und drückt die Stimmung noch weiter nach unten. Gegen dieses Phänomen kann der Schlafentzug helfen, auch wenn sich dies anfangs erst einmal komisch anhört.

Unter dem Begriff Wachtherapie wird ein Schlafentzug verstanden, der zum ersten Mal als Therapie von Depressionen durch die beiden Psychiater Tölle und Schulte eingeführt worden ist. Durch diese wurde belegt, dass bei einer typischen depressiven Erkrankung rund 60 bis 70 Prozent der Patienten von einem Schlafentzug stark profitierten.

Eigentlich sollte ein gesunder Schlaf nach dem Einschlafen kontinuierlich tiefer werden. Insgesamt werden im Schlaf vier Stadien durchlaufen, das letzte davon bildet der Tiefschlaf. Auf diesen folgt die sogenannte REM-Phase, in welcher beispielsweise schnelle Bewegungen der Augen stattfinden. Pro Nacht werden diese Phasen bis zu sechsmal durchlaufen. Leidet der Mensch unter Depressionen, liegt oft auch eine Störung der verschiedenen Schlafphasen vor. So stellt sich hier oft die REM-Phase zu früh ein oder wird nach hinten verschoben, wodurch auch die Phasen des Tiefschlafes verschoben werden. Auch das häufige Aufwachen in der Nacht ist ein Anzeichen für gestörte Schlafphasen.

Schlafentzug kann bei Menschen mit Depressionen positive Auswirkungen haben, da beispielsweise die Schlafphasen am frühen Morgen häufig die Depression noch intensivieren. Durch den Entzug von Schlaf werden die Phasen unterbrochen, außerdem kann durch ihn die generelle Schlafstörung positiv beeinflusst werden.

Die Durchführung der Wachtherapie

Um den Schlafentzug durchzuführen, schläft der Patient die gesamte Nacht nicht und muss am nächsten Tag bis zu der normalen Schlafenszeit durchgehend wach bleiben. Da dies nicht einfach ist, wird der Schlafentzug in Kliniken oft in größeren Gruppen durchgeführt. Es gibt aber auch die Möglichkeit des partiellen Schlafentzuges. Hierbei wird das Schlafen am frühen Morgen abgebrochen, da die Patienten zu dieser Zeit intensive REM-Phasen durchlaufen würden.

Ambulanter Schlafentzug

Kliniken wenden den Schlafentzug oft an, um Patienten mit Depressionen stationär zu behandeln. Es spricht allerdings nichts dagegen, den Schlafentzug auch in den eigenen vier Wänden durchzuführen, wenn sich vormals bereits positive Ergebnisse gezeigt haben. Die ersten Versuche sollten allerdings in Absprache mit dem Therapeuten erfolgen. Das Wichtigste ist, wirklich durchgehend wach zu bleiben, denn auch ein Schlaf von nur wenigen Minuten kann das Ergebnis negativ verfälschen.

Schlafentzug - Die Nebenwirkungen

Es kann vorkommen, dass sich durch den Entzug des Schlafes Manien zeigen. Liegt eine Selbstvernichtungsgefahr vor, kann diesbezüglich eine Antriebssteigerung zu beobachten sein. In solchen Fällen sollte von dem Schlafentzug abgesehen werden.

Die Verlagerung der Schlafphasen

Der Schlafentzug hat den Nachteil, dass der positive Effekt oft nur einen einzigen Tag andauert. Es ist nicht möglich, dauerhaft auf Schlaf zu verzichten. Stabilisiert werden kann der Effekt allerdings durch eine Verlagerung der Schlafphasen nach dem Entzug. Hierbei findet der Entzug in einer oder zwei Nächten statt. Am nächsten Tag sollte der Betroffene dann ab dem Nachmittag bis 12 Uhr nachts schlafen. An den folgenden Tagen wird der Schlaf dann immer um eine Stunde versetzt begonnen, bis irgendwann die frühere Zu-Bett-Geh-Zeit wieder erreicht ist.

Die Lichttherapie

Unter der Lichttherapie wird ein Verfahren verstanden, durch das Schlafstörungen und Depressionen behandelt werden können. Wissenschaftlich wurde die Wirksamkeit bereits nachgewiesen. Im Behandlungsspektrum bildet die Lichttherapie eine physiologische und nebenwirkungsarme Ergänzung der Therapie.

Das Licht der Umgebung spielt bei der Entstehung von Depressionen eine große Rolle. Ein wichtiger Botenstoff des Gehirns ist das Melatonin, welches in der Zirbeldrüse, der Hypophyse, gebildet wird. Es hängt eng mit dem Serotonin zusammen, welches bei der Entstehung von Depressionen einen zentralen Anteil hat. Der Tag-Nacht-Rhythmus des menschlichen Organismus wird durch das Melatonin gesteuert. Ist es hell, wird die Produktion gehemmt, bei Dunkelheit gesteigert. In der dunklen Jahreszeit bleibt die Konzentration des Melatonins auch am Tag hoch, da es nur wenig Tageslicht gibt. Die Konsequenzen sind saisonale Depressionen, Schlafstörungen und anhaltende Müdigkeit.

Ein Defizit an Melatonin kann im Labor nicht nachgewiesen werden. Denn hier sind die interindividuellen Unterschiede zu groß, um einheitliche Laborwerte festlegen zu können.

Die Funktionsweise der Lichttherapie

Damit die Therapie erfolgreich verläuft, ist es essenziell, dass die komplette Netzhaut von einem fixierten Abstand aus ausgeleuchtet wird. Pro Tag muss der Patient von einem Mindestabstand von einem Meter aus für die Zeit von 30 Minuten in das Lichttherapiegerät blicken. Die größte Wirkung wird erzielt, wenn dies direkt nach dem Aufstehen geschieht. Bereits mehrere Studien konnten eine Wirkung nachweisen, welche am größten bei einer Therapie von 30 Minuten und 10.000 Lux war, oder bei 2.500 Lux bei einer zweistündigen Bestrahlung. Diese Werte sind wesentlich heller als eine herkömmliche Beleuchtung eines Raumes, diese beträgt nämlich normalerweise nur zwischen 300 und 500 Lux. Es muss sichergestellt werden, dass der Lichteinfall direkt auf der Netzhaut, der Retina, ankommt. Hierfür ist es allerdings nicht nötig, dass der Betroffene kontinuierlich direkt in die

Quelle des Lichts schauen muss. Es ist ausreichend, in Richtung der Lampe zu schauen, sogar gleichzeitiges Lesen einer Zeitung ist möglich.

Es wird angenommen, dass Melatonin eine sogenannte depressiogene Wirkung hat. Die Produktion dieses Botenstoffes wird sofort gestoppt, wenn die Lichttherapie nach dem Aufstehen angewandt wird. Es kommt dadurch zu einem positiven Stimmungsumschwung.

Um welche Lichtart handelt es sich?

Um Depressionen durch die Lichttherapie zu behandeln, wird der Bereich des elektromagnetischen Spektrums des Lichts genutzt, genauer gesagt der Bereich zwischen 380 und 780 nm, welchen das menschliche Auge wahrnehmen kann. Die Intensität des Lichts sollte hier im Bereich zwischen 2.500 und 10.000 Lux liegen. Infrarotlicht oder UV-Licht sollte in dem Spektrum des Lichts nicht vorhanden sein.
Besonders bei der saisonalen Depression, auch als Winterdepression bekannt, wirkt die Lichttherapie sehr gut. Dennoch lassen die

Forschungen darauf schließen, dass die Therapie mit Licht auch bei den weiteren Arten der Depression hilfreich ist. Es dauert in der Regel zwischen zwei bis fünf Tagen, bis sich ein erster positiver Effekt bemerken lässt. Hierfür muss die Lichttherapie allerdings täglich angewendet werden. Der so erzielte Effekt baut sich nach einer Zeit zwischen sieben und zehn Tagen oft allmählich wieder zurück.

Die Nebenwirkungen der Lichttherapie

Ernste Schäden oder Nebenwirkungen sind nicht bekannt, solange die Anwendung der Lichttherapie bestimmungsgemäß abläuft. Einzelne Menschen haben gelegentlich davon berichtet, dass sie eine Antriebssteigerung, Kopfschmerzen oder leichte Reizungen der Augen verspürten. Nach Beendigung der Lichttherapie gehen diese Beschwerden allerdings wieder zurück. Entgegengewirkt werden kann dieser Erscheinung durch ein kontinuierliches Steigern der Dosis, der Abstand zur Lichtquelle sollte also in kleinen Schritten langsam reduziert werden. Liegt eine Erkrankung der Augen wie Retino- oder

Makulopathien vor, ein Katarakt, Glaukom oder eine Krankheit des Sehnervs, sollte die Lichttherapie nur mit Vorsicht angewandt werden. Das Gleiche gilt für Patienten, die unter einer bipolaren Störung leiden.
In manischen oder hypomanen Episoden sollte von einer Lichttherapie abgesehen werden.

Eine Lichttherapie lässt sich sehr gut als Ergänzung durchführen.

In der Regel wird die Lichttherapie durch einen Arzt oder eine klinische Einrichtung verordnet.

Was kann ich gegen eine Depression tun?

Die Wege, um aus einer Depression herauszukommen, sind vielfältig. Auch wenn man schon eine Therapie in Anspruch genommen hat, fragt man sich, was man selbst noch tun kann. Durch die richtige Selbsthilfe kann man sich selbst nicht nur in so einer schwierigen Zeit unterstützen, sondern auch die Krankheit bekämpfen. Die folgenden Methoden, die ich dir vorstellen werde, beziehen sich sowohl auf das physische als auch das psychische Wohlsein.

Gerade bei einer Depression spielt der körperliche Einfluss eine besonders große Rolle und sollte auch nicht einfach so außer Acht gelassen werden. Die meisten Menschen wissen jedoch nicht, wie sie sich in so einer Situation helfen und wie die ersten Schritte für einen selbst aussehen können. Die Situation ist aber alles andere als ausweglos.

Wenn es darum geht, Depressionen und/oder einem Burnout zu entkommen, sind deine Zeit, dein Wissen und deine Energie deine wertvollsten Ressourcen.

Wenn man darüber nachdenkt, sind diese Ressourcen die einzigen Dinge, die du wirklich hast und einsetzen kannst.

Deswegen solltest du dir bewusst machen, welche Menschen sich für dich als toxische Personen und Umstände erweisen, die dir die Lebensenergie und Kraft rauben. Versuche, diese Leute und Situationen weitestgehend zu meiden. Deine Zeit muss zu deiner Genesung aufgewandt werden und nicht darauf, sich an der Negativität anderer abzuarbeiten.

Wir sind darauf trainiert, etwas im Job oder im Alltag zu erreichen, aber die wertvolle Zeit, die du für dich selbst als Kraftquelle und zum Aufladen der Lebensenergie nutzen müsstest, kann nicht ersetzt werden.

Äußere Umstände wandeln und formen sich ständig, deswegen solltest du einmal die Welt anhalten und dir die kostbare Genesungszeit sichern.

Unglücklicherweise denken Menschen, die zum Beispiel unter Burnout leiden, eher an die Bedürfnisse anderer, anstatt zunächst ihre Energie in ihr persönliches Wohlbefinden zu investieren. Die hier in diesem Zusammenhang besonders wichtige Frage, die du dir angesichts deines Leidens stellen solltest, lautet deshalb: „Nehme ich mir genug Zeit, um meine Energie auf meine Genesung zu fokussieren?" Du wirst dich wahrscheinlich fragen, was dies mit deiner Gesundung zu tun hat. Worauf man nur eindringlich antworten kann, dass es für dich von essenzieller Bedeutung ist. Es hat auch nichts mit Egoismus zu tun, wenn du erst einmal auf dich und deine Bedürfnisse schaust. Denn nur, wenn es dir gut geht, kannst du anderen ein ausgeglichener, guter, wohlwollender und freigiebiger Mitmensch sein.

Auch wenn eine Depression eine psychisch sehr belastende Krankheit ist, hat man mittlerweile unzählige Wege gefunden, um Betroffenen überall in der Welt zu helfen. Damit du einen besseren Überblick darüber hast, welche Schritte du zur Selbsthilfe nutzen kannst, habe ich für dich im Folgenden einige Optionen zur Verfügung gestellt.

Erkennen, dass du krank bist

Eine Depression ist nichts, für das man sich schämen muss. Aus der Verhaltenspsychologie ist mittlerweile bekannt, dass es unerwartet viele Menschen treffen kann. Umso wichtiger ist es, dass man sich innerlich so eine Situation nicht schön redet. Gerade Menschen, die zu einem sehr starken Perfektionismus neigen, haben auch die Tendenz, sich mit Selbstlügen zufrieden zu geben, anstatt sich eine unschöne Wahrheit einzugestehen.

Solche Verhaltensweisen kommen besonders gut zum Ausdruck, wenn andere Menschen dich auf diese Krankheit ansprechen. Nicht selten reagieren die meisten Menschen viel zu emotional und werfen der anderen Person persönliche Dinge zu, um dem Thema so schnell wie möglich zu entfliehen.

Auch Ablenkung im Alltag ist ein guter Indikator dafür, dass man sich ein bestimmtes Problem nicht eingestehen will.
Depressive Menschen wissen innerlich genau, dass etwas nicht stimmt. Nicht selten stellt man

jedoch so große Erwartungen an sich selbst, sodass man alles tun will, um diese auch zu erfüllen. Dies spiegelt sich auf der Arbeit wie auch im Privatleben wider.

Schon Sokrates hat im alten Griechenland erkannt, dass Selbsterkenntnis der erste Schritt zur Veränderung ist. Wenn du weißt, dass du innerlich nicht glücklich bist, dich die ganze Zeit schlapp und müde fühlst und körperlich auch alles andere als fit bist, solltest du nicht um den heißen Brei reden.

Für eine kurze Dauer kann es einem selbst zwar guttun, alles schön zu reden, aber auf langfristige Sicht führt es nur zu einer Verschlechterung der Situation. Gestehe dir ruhig ein, dass nicht alles so ist, wie du es gewohnt bist. Es ist auch keine Schande, einzusehen, dass man sich alles andere als glücklich fühlt. Du solltest dir jedoch keine Vorwürfe machen. Das würde deine Depression nur verschlimmern.

Ein erleichterndes Gespräch

Depressive Menschen neigen dazu, alles in

sich anzustauen. Nicht selten haben sie das Gefühl, dass sie keiner versteht und dass sie komplett fehl am Platz sind. An diesem Gefühl kann man jedoch ganz bewusst und direkt etwas verändern.

Gespräche sind das A und O, um mit Gefühlen umzugehen und diese auch besser zu verstehen. Sie einfach nur in sich hinein zu fressen, führt dazu, dass sie überhand über einen selbst gewinnen können. Suche dir also eine Person, der du voll und ganz vertrauen kannst. Du weißt ganz genau, dass du bei dieser Person so sein kannst, wie du willst.

Diese Person kann sich auf deiner Arbeit wiederfinden oder auch in deinem Privatleben. Wo diese Person ist, spielt in erster Linie überhaupt keine Rolle. Wichtig ist nur, dass du einen Ort hast, wo du vollkommen du selbst sein kannst.

Eine Depression kann sich nämlich ruckartig verändern, wenn man keine wahre soziale Unterstützung hat und damit ist kein Kaffeeklatsch auf der Arbeit gemeint. Erkläre dieser Person deine Situation und alle Gefühle und Gedanken, die du die ganze Zeit mit dir herumträgst. Du wirst bemerken, dass schon alleine das Gespräch an sich total erleichternd ist. Die Last, die du die ganze Zeit in Form von Gedanken mit dir herumgetragen hast, ist nun endlich von deinen Schultern gefallen. Solche Gespräche solltest du zu deiner Routine machen. Es ist nämlich nicht üblich, dass ein einmaliges Gespräch für immer seine Wirkung zeigen wird.

Wenn du keine Person zum Reden hast, suche dir professionelle Hilfe von einem Psychologen oder Lebens-Coach.

Sprich mit dir selbst

Vielleicht hast du noch einen etwas anderen Blick auf Selbstgespräche und findest sie merkwürdig. Wer redet schon mit sich selbst? Aus der Psychologie ist jedoch mittlerweile bekannt, dass Selbstgespräche eine therapeutische Wirkung haben. Hierbei geht es sich darum, seine Gedanken besser kennenzulernen und auch zu verstehen. Wenn du nämlich erst einmal gelernt hast, deine Gedanken zu verstehen, kannst du sie auch verändern. Unsere Gedanken haben nämlich einen direkten Einfluss auf unser Handeln und somit auch auf unsere Gefühle.

Gerade wenn wir an einer Depression leiden, neigen wir dazu, uns und unser Handeln die ganze Zeit abzuwerten. Da dieser Prozess unbewusst abläuft, bemerken wir in den meisten Fällen auch nicht allzu viel davon. Genau deswegen ist es wichtig, dies besser zu verstehen und auch im Allgemeinen ein besseres Verständnis für unsere Gedankenwelt zu haben.

Wir werden auf das Thema „Sprachgebrauch" noch einmal in einem separaten Kapitel eingehen. Im Englischen heißt es nicht umsonst „Where focus goes, Energy flows".

Wenn wir unseren Fokus die ganze Zeit nur auf negative Gedanken lenken, werden diese mit der Zeit selbstverständlich auch eine größere Bedeutung in unserem Leben einnehmen.

Wenn du das erst einmal anerkannt hast, kannst du deine Gedanken auch dafür verwenden, um dir selbst zu helfen. Wie schon zu Beginn erwähnt, bringt es nichts, alles durch die rosarote Brille zu sehen, wenn die Situation für dich alles andere als schön ist. Stattdessen solltest du im ersten Schritt akzeptieren, dass es dir nicht gut geht. Dies sprachlich anzuerkennen, wird dir im Alltag dabei weiterhelfen, dich selbst nicht ständig zu verurteilen und dir für alles die Schuld zu geben.

Genügend Bewegung

Bewegung kommt in unserer heutigen Gesellschaft viel zu kurz. Die meisten Menschen führen acht Stunden oder mehr am Tag einen Job im Sitzen durch und verbringen den Feierabend auf der Couch. Dass so eine Verhaltensweise auf Dauer alles andere als gesund sein kann, sollte den meisten Menschen bewusst sein. Wenn man sich mit einer Depression herumschlägt, ist Bewegung das A und O.

Stress wird im Gehirn abgebaut und Glückshormone werden ausgeschüttet. Gerade wenn du das Gefühl hast, über den Tag hinweg zu wenig Energie zu haben, solltest du dich auf jeden Fall mehr bewegen. Du musst hierfür nicht jeden Tag ins Fitnessstudio rennen und die schwersten Gewichte stemmen. Suche dir eine Sportart aus, die dir wirklich Spaß macht und mit der du auch am meisten anfangen kannst.

Dann ist nämlich die Wahrscheinlichkeit viel höher, dass du auch dranbleibst.

Wichtig ist nämlich, dass es nicht bei einem einzigen Training bleibt, sondern zu einer Routine wird. Nur so kannst du wirklich weiterkommen.

Der positive Effekt von Bewegung macht sich nämlich nicht nach einem einzigen Besuch im Fitnessstudio für das ganze Leben klar. Du solltest dir am Anfang nicht allzu viel vornehmen. Wir haben schon zu Beginn festgestellt, dass depressive Menschen dazu neigen, sich viel zu viel vorzunehmen. Das gilt auch für den Sport. In den meisten Fällen kann man dann seinen Erwartungen nicht gerecht werden und fängt an, sich selbst zu beschuldigen. Genau deswegen ist es wichtig, die Messlatte am Anfang so niedrig wie möglich anzusetzen. So kommt man weiter und kann letztlich das erreichen, was man auch wirklich will.

Gerade Selbstwirksamkeit spielt eine besonders große Rolle, wenn man sich aus einer Depression oder einer depressiven Phase befreien will.

Wenn man die Messlatte nämlich absichtlich niedrig ansetzt, weiß man genau, dass man dieses Ziel auch mit Leichtigkeit erreichen kann. Fünf Minuten am Tag Joggen zu gehen, mag sich für dich wie ein Witz anhören, wird dir aber dabei weiterhelfen, deine Einstellung zu verändern und deine körperliche Fitness auf ein komplett neues Level zu bringen. Darüber hinaus wirst du auch bemerken, dass es dir viel leichter fallen wird, dich immer weiter zu verbessern und genau darum geht es!

Atemübungen

Wenn der Kopf voller Gedanken ist, scheint es fast unmöglich, ausgeglichen durch den Alltag zu gehen. Wir machen uns Sorgen über jede Kleinigkeit, was dazu geführt hat, dass unser Gehirn aus einer Mücke einen Elefanten macht. Gerade depressive Menschen haben das Gefühl, die volle Kontrolle verloren zu haben und von den eigenen Gedanken regiert zu werden. Das mag sich auf den ersten Blick ziemlich extrem anhören, wenn wir aber einen genaueren Blick auf unsere Gesellschaft werfen, werden wir bemerken, dass ziemlich viele Menschen an diesem Problem leiden.

Umso wichtiger ist es, dass darauf aufmerksam gemacht wird. Nur wenn man nämlich ein Problem anerkennt, kann man es auch lösen. Wenn du das Gefühl hast, dass total viele und negative Gedanken in deinem Verstand herumschwirren, ist es besonders hilfreich, deinen Fokus auf deinen Körper zu leiten.

Du wirst bemerken, dass dir das um einiges mehr bringen wird. Die beste und schnellste Methode, um seinen Fokus von seinem Verstand zu seinem Körper zu leiten, ist es, Atemübungen durchzuführen.

Das Praktische an Atemübungen ist, dass du sie jederzeit und überall durchführen kannst. Alles, was du brauchst, bist du selbst und dein Körper! Selbstverständlich ist auch Meditation eine fantastische Option, um deine Gedanken zu sortieren.

Gerade Menschen, die sehr viel mit negativen Gedanken und Anspannung zu kämpfen haben, werden nach einigen Wochen schon einen klaren und vor allem positiven Effekt in ihrem Alltag wahrnehmen können. Hier ist es wie beim Sport. Es reicht nicht aus, einmal eine Atemübung durchzuführen und dann zu erwarten, dass sich das ganze Leben verändern wird. Wenn man eine wirklich große Veränderung sehen will, muss man auch daraus eine Routine machen.

Sich kleine Ziele setzen und sich steigern

Wenn wir an einer Depression leiden, neigen wir dazu, uns in unser Bett zu verkriechen und uns die ganze Zeit nur Schuldzuweisungen zu machen, warum wir bestimmte Dinge nicht schaffen.

Auch das Setzen von unrealistischen Zielen ist ein Phänomen, was bei depressiven Menschen immer wieder aufzufinden ist.

Für den kurzen Moment, in dem wir uns das unglaublich große Ziel setzen, fühlen wir uns

gut. Spätestens, wenn wir spüren, dass wir das
Ziel nicht erreichen können, kommen auch die
schlechten Gefühle, die für eine Depression
wahres Gift sind.

Für depressive Menschen ist es wichtig, wieder
Erfolgserlebnisse zu verspüren, damit sie am
eigenen Leib erleben, dass sie etwas schaffen
können.

Man sollte aber dafür sorgen, dass es sich
hierbei um Ziele handelt, die wirklich realistisch
sind. An sich ist es auch nicht schlimm, einen
großen Traum beziehungsweise ein großes
Ziel zu haben. Man sollte sich jedoch nicht
fragen, wie man diesen Traum schon morgen
verwirklichen kann.

Meistens ist dies nämlich nicht möglich. Viel
effektiver ist es, sich die Frage zu stellen, was
man auf täglicher Basis dafür tun kann, um
seinem Traum näher zu kommen. Somit erfährt
man tagtäglich ein neues Erfolgserlebnis.

Dies gilt sowohl für persönliche Ziele als auch
für Ziele im zwischenmenschlichen Leben.
Wenn du beispielsweise eine sehr schüchterne
Person bist, solltest du nicht von dir erwarten,

von heute auf morgen jeden Menschen in der Innenstadt ansprechen zu können.

Stattdessen solltest du dir erst einmal die Frage stellen, warum du überhaupt etwas verändern möchtest und welche Vorteile dir diese Veränderung bringt. Danach kannst du dich fragen, wie dein nächster realistischer Schritt aussehen kann.

In diesem Fall wäre es erst einmal sinnvoll, mit den Menschen den Kontakt besser zu pflegen, die man schon kennt und dann schrittweise die Angst vor fremden Menschen zu lösen. Du wirst bemerken, dass dies um einiges effektiver ist und dich auch viel weiterbringen wird.

Neue Dinge ausprobieren

Ein Alltag, den man hasst, kann eine Depression von Tag zu Tag verschlimmern. Sehr oft macht es deswegen Sinn, einfach einmal aus dem Alltag herauszubrechen und Dinge auszuprobieren, die man sich immer vorenthalten hat. Dies kann eine Reise sein, aber auch eine Sportart, die man schon immer ausprobieren wollte. Wenn man das macht, wird man schnell bemerken, dass man um einiges weiterkommt und seine Sicht auf die Welt Stück für Stück verändern kann.

Zeitmanagement vs. Selbstmanagement

Vorab: So etwas wie „Zeitmanagement" existiert nicht. Man kann Zeit weder schneller noch langsamer machen geschweige denn die Uhr zurückdrehen.

Was du stattdessen tun kannst, ist, deine Zeit effektiver und für dich wohltuender zu nutzen, so dass du dich Schritt für Schritt deiner Genesung näherst und diese schließlich erreichst.

Den glücklichsten sowie den unglücklichsten Menschen der Welt stehen exakt 24 Stunden am Tag und 52 Wochen im Jahr zur Verfügung. Was macht den Unterschied zwischen diesen Menschen aus?

Das vielbeschworene „Zeitmanagement" muss vielmehr zum „Selbstmanagement" werden. Das ist das Geheimnis. Deswegen solltest du als erstes lernen, nicht den großen Wurf vor Augen zu haben und alles und sofort ändern zu wollen. Du wirst zwangsläufig scheitern. Selbst den größten Berg überwinden zu wollen, fängt immer mit dem ersten Schritt an. Setze dir also zunächst dein persönliches erreichbares Tagesziel. Auch wenn es dir noch so klein und unbedeutend vorkommt. Miss dich nicht mit anderen, du bist zurzeit krank und solltest dich nicht mit gesunden Menschen vergleichen. Du brauchst Zeit für dich und Wohlwollen dir selbst gegenüber. Erlaube dir, auch einmal Mitgefühl mit dir selbst zu haben und dir Gutes zu tun.

Darüber hinaus musst du alles aus deinem Umfeld eliminieren, das dich an der Umsetzung deines Tagesziels hindert. Dein Tagesziel muss aber aus deiner jetzigen Position heraus realistisch erreichbar sein.

Neue wohltuende Lebensgewohnheiten verinnerlichen

Kennst du andere Menschen, die eventuell auch unter Burnout oder Depressionen leiden? Du wirst oftmals beobachten, dass diese trotz ihres Befindens die Bedürfnisse Dritter vor ihre eigenen stellen und glauben, der Krankheit durch noch härteres Arbeiten, Selbstdisziplinierung oder immer höher angesiedelte Zielsetzungen entfliehen zu können. Dass dieses Verhalten nicht zum Ziel führt, ist mehr als offensichtlich.

Wenn harte und verbissene Bemühungen der Weg zur Genesung wären: Wieso sind diese Menschen überhaupt in ihrer misslichen Lage?

Man muss sich bewusst machen, dass krampfhaftes Festhalten an alten Gewohnheiten nicht der Weg zu einem zufriedeneren Leben ist.
Unsere Gesellschaft macht den Menschen oft von Kindesbeinen an Druck und lehrt, dass der einzige Weg zur Zufriedenheit in harten

Entbehrungen und schwerer Arbeit läge.
Dieser in uns tief verankerte Glaubenssatz
führt dann oftmals zu Krankheit und schweren
psychischen Leiden.

Der Sinn und Zweck dieses Buches ist es, dich
anzustoßen, durch das Einüben neuer,
kraftspendender Lebensgewohnheiten, deine
Lebensqualität zu steigern.
Deswegen müssen wir das Problem an der
Wurzel bekämpfen. Du kannst nicht die Welt
verändern, aber deine Sicht auf diese und dein
eigenes Verhalten.

Ein zu hoch angesiedeltes Ziel würde dich
noch mehr frustrieren und herunterziehen.
Des Weiteren ist es hilfreich, auch seinem Hirn
Denksportaufgaben zu stellen, um ihm endlich
einmal Ruhe zu geben, um nicht ständig um
die immer gleichen belastenden Gedanken
kreisen zu müssen.
Trotzdem: Nicht jeder, der diese Zeilen liest,
wird das Beste daraus machen.
Manche werden nicht glauben, dass das
Erreichen eines täglichen Zieles, das Führen
eines Dankbarkeitsjournals, neue
Lebensgewohnheiten oder das Lösen von
Denksportaufgaben zur Heilung führen kann.

Also werden diejenigen weiterhin depressiv bleiben.

Alle anderen werden Kraft und eine positivere Sichtweise finden und den Pfad zur Gesundheit beschreiten können:
Wir können den Status Quo so hinnehmen, oder wir können unser Leben in ein auf uns zugeschnittenes Meisterwerk verwandeln, das sich für uns endlich richtig anfühlt.
Viele Depressive können nichts dafür, aber sie sind auf eine Art süchtig nach ihren Problemen. Sie kennen nichts anderes und merken nicht, dass sie sich, wenn auch unfreiwillig, in ihre Lage festgebissen haben.
Du magst als Betroffener empört sein, doch denke einmal genauer nach und fasse es nicht als Vorwurf auf. Es ist häufig erlerntes Verhalten. Wenn du als Kind nach deiner Mutter oder einer anderen Bezugsperson weintest, war es nicht so, dass du häufig sofort Trost bekommen hast? Es ist also in dein Hirn eingebrannt, auf Empathie und Hilfe von außen zu warten, anstatt selbst einen Weg zu suchen, das Problem zu lösen! Also meinen wir, dass wir durch das Verharren in unserem Zustand an unser Ziel kommen.
Dieses Verhalten ist menschlich und nicht

ungewöhnlich, nur hat es sich bei vielen
Depressiven besonders verfestigt. Die gute
Nachricht: Dieses Verhalten kann
aufgebrochen werden!
Es ist zwar leichter gesagt als getan, doch man
muss sich von diesem sich
selbstschädigenden Verhalten lösen. Deshalb
soll dir dieses Buch auf deinem Pfad der
Genesung eine wertvolle Hilfe sein.

Ernährung umstellen

Durch die richtige Ernährung kann man
dem Gehirn auf seinem Weg zur
Genesung helfen.

Wie die Ernährung dein Wohlbefinden beeinflussen kann

Dass die richtige Ernährung unserer
Gesundheit zuträglich sein kann, wissen alle,
die bereits eine Diät hinter sich haben. Doch
nicht nur auf unsere Fitness oder unser
Gewicht hat das richtige Essverhalten großen
Einfluss.

Jeder kennt das Gefühl, das wir Bedürfnis nach dem Genuss einer Lieblingsspeise haben. Nach einem Stück Kuchen oder Schokolade fühlen wir uns glücklicher und können den Moment richtig genießen. Dies hat jedoch nicht nur mit dem raschen Anstieg des Blutzuckers zu tun, der unserem Körper ein Glücksgefühl verschafft. Ebenso werden bestimmte Botenstoffe bei dem Genuss einer leckeren Speise im Gehirn ausgeschüttet, die uns glücklich machen.

Und genau diese Botenstoffe werden bei einem Patienten mit einer Depression nur in geringen Mengen ausgeschüttet. Um die Ausschüttung der Botenstoffe anzuregen, kann der Verzehr von einigen besonderen Lebensmitteln helfen.

Kann eine falsche Ernährung eine Depression negativ beeinflussen?

Depressionen stellen im Gehirn ein komplexes Zusammenspiel dar. Durch eine falsche Ernährungsweise kann eine bestehende Depression negativ beeinflusst werden. Besonders im Zusammenhang mit Burnout kommen oft viele verschiedene Faktoren zum

Tragen, welche die Erkrankung dann verschlimmern.

Hat ein Betroffener schon seit einiger Zeit großen Stress im Arbeitsleben, Zeitdruck und einen Mangel an Zusammenleben mit der Familie, kommen durch den aufreibenden Arbeitsalltag negative Aspekte dazu. Durch die wenige Freizeit werden in den Pausen nur Fast Food und Snacks konsumiert, dazu reichlich Zucker, um den immer mehr ansteigenden Stress körperlich bewältigen zu können, so befindet sich der Betroffene schon bald in einer Spirale, die rasch eine Depression und die Gefahr von Burnout beeinflussen können.

Durch das fettige und zuckerhaltige Essen in Kantine, Pommes Bude und Fast Food Restaurant wird der Körper immer weiter geschwächt und eine Mangelerscheinung wird in Gang gesetzt. Das Gehirn kann durch den hohen Anteil von Zucker und Fett nicht mehr ausreichend Botenstoffe ausschütten. Eine psychische Erkrankung droht und auch die körperliche Gesundheit wird stark gefährdet. Aus dieser Spirale wieder hinaus zu finden, ist für fast alle Betroffenen schier unmöglich. Psychologische Hilfe ist in diesem Fall unerlässlich.

Zucker kann Depressionen begünstigen.
Dass Zucker in der Lebensmittelindustrie
schon längst als Feind erkannt wurde, ist kein
Geheimnis mehr. Auch wenn Politik und die
Lebensmittelverbände immer wieder neu über
das Süßungsmittel Nummer eins verhandeln,
bleiben Alternativen wie Xylit oder Stevia
weiterhin unbemerkt in den Regalen der
Supermärkte. Hin und wieder brauchen wir
einfach eine Belohnung in Form von Süßem.
Ob nach dem Tief am Nachmittag oder
nachdem wir vom Chef eine anstrengende
Aufgabe aufgebrummt bekommen haben, der
Schokoriegel oder die Gummibärchen sind in
der Schublade zum Greifen nah.

Gegen eine kleine Süßigkeit ist auch nichts
einzuwenden, jedoch haben Wissenschaftler in
zahlreichen Studien beweisen können, dass
übermäßiger Konsum von zuckerhaltigen
Speisen zu Depressionen führen kann.
So konnte wissenschaftlich nachgewiesen
werden, dass Menschen, die regelmäßig über
dem durchschnittlichen Zuckerkonsum von 40
Gramm täglich konsumieren, häufiger an
psychischen Erkrankungen leiden als die, die

unter 40 Gramm pro Tag zu sich nehmen. Zucker begünstigt nicht nur den negativen Verlauf einer psychischen Erkrankung, sondern sorgt auch für schwere Schädigungen der körperlichen Gesundheit. Ein Kreislauf beginnt, dem man als Betroffener so schnell nicht wieder entkommen kann. Deshalb sollten Menschen mit Veranlagung zu depressiven Episoden den Konsum von industriell hergestelltem Zucker kritisch beäugen und gegebenenfalls drastisch reduzieren.

Welche Lebensmittel können bei Patienten mit Depressionen eine Linderung herbeiführen?

Damit das Gehirn die wichtigen Botenstoffe für die psychische Genesung wieder in ausreichender Menge produzieren kann, können Patienten mit Depressionen ihren Körper durch die richtige Ernährung unterstützen.

Diese Mineralstoffe und Vitamine können bei einer depressiven Erkrankung eine Linderung der Beschwerden schaffen:

L-Carnitin:

Wissenschaftler konnten in langjährigen Studien nachweislich feststellen, dass Patienten mit schweren depressiven Episoden einen geringeren L-Carnitin Spiegel im Blut aufweisen als gesunde Probanden.

Wird der Mineralstoff L-Carnitin nur in unzureichenden Mengen vom Körper selbst produziert, kann eine Verstimmung drohen.

Um diesen Mangel vorzubeugen, muss der Betroffene durch eine entsprechende Nahrungsaufnahme für einen erhöhten L-Carnitin Spiegel sorgen.

Um einem Mangel entgegenzuwirken, sollten Patienten Milchprodukte, fetten Fisch wie Makrele, Lachs oder Hering sowie vor allem rotes Fleisch zu sich nehmen, allerdings nicht übertreiben. Lamm oder auch Schafsfleisch ist besonders reich an diesem wertvollen Mineralstoff, der bei einer Depression als natürliches Wirkmittel angewendet wird.

Omega 3 Fettsäuren:

Dass Omega 3 Fettsäuren für den Erhalt der Hirngesundheit verantwortlich sind, ist schon lange bekannt. Nicht nur bei Erkrankungen wie

Alzheimer oder Demenz kann eine erhöhte Zufuhr von Omega 3 Fettsäuren Patienten wieder zu neuen Fähigkeiten verhelfen. Auch bei Depressionen ist eine besonders achtsame Einnahme von Omega 3 Fettsäuren ratsam.

Die essenziellen Fettsäuren sorgen für einen verbesserten Aufbau und Elastizität von Gehirnzellen. Ebenso können Omega 3 Fettsäuren Entzündungen im Gehirn verringern und wirken so vermutlich einer psychischen Erkrankung entgegen.
Damit depressive Patienten ausreichend Omega 3 Fettsäuren zu sich nehmen, sollte auf eine ausgewogene Ernährung mit reichlich Fisch geachtet werden. Besonders in Fischen wie Schellfisch, Makrele, Lachs, aber auch in natürlichen Speiseölen und Nüssen sind Omega 3 Fettsäuren in großer Menge enthalten.

Vitamin D:

Der menschliche Körper bildet Vitamin D überwiegend durch Sonnenstrahlung, die auf die Haut trifft. Besonders im Herbst und Winter herrscht ein Mangel an diesem Vitamin, das ebenfalls in Verbindung mit unserer psychischen Genesung steht.

Darum ist es besonders für Menschen, die an psychischen Erkrankungen leiden, enorm wichtig, über die Aufnahme von Lebensmitteln Vitamin D zuzuführen.

Mit diesem wertvollen Vitamin angereicherte Margarine, fettreiche Fische, wie zum Beispiel Lachs oder auch Eigelb sind reich an Vitamin D und nicht nur in der dunklen Jahreszeit ein wichtiger Bestandteil unserer Ernährung.

Vitamin B6:

Eine ausreichende Vitaminzufuhr ist nicht nur für unsere körperliche Gesundheit ein wichtiger Bestandteil. Auch unser Gehirn benötigt hochwertige Vitamine und Mineralstoffe, um aktiv und gesund bleiben zu können.

Besonders Vitamin B6 ist essenziell, wenn es um eine natürliche Bekämpfung von depressiven Verstimmungen geht.

Nur wenn der Körper ausreichend mit Vitamin B6 versorgt wird, kann er den Botenstoff Serotonin produzieren. Dieser Botenstoff ist als natürlicher Glücksstoff bekannt und wird besonders bei depressiven Phasen als

Antidepressivum an den Patienten verabreicht.
Eine große Menge an Vitamin B6 findet man
unter anderem in diesen Lebensmitteln:
In Hühnerfleisch, aber auch Rind und Leber
sowie in Fischen, wie zum Beispiel Sardinen.
Ebenso reich an Vitamin B6 sind
Vollkornprodukte, Hülsenfrüchte wie Erbsen
oder Linsen und auch Kartoffeln. Somit lässt
sich für eine optimale Versorgung mit Vitamin
B6 ein abwechslungsreicher und gesunder
Speiseplan entwickeln.

Selen und Eisen:

Diese beiden Mineralstoffe sind nicht nur für
die Fitness von großer Bedeutung, sondern
auch in der Bekämpfung psychischer
Erkrankungen haben sich die Mineralstoffe
bewähren können.
Eisen ist vor allem für die Bildung von neuen
Zellen ein wichtiger Grundbaustein, der
ausreichend im Körper vorhanden sein muss.
Selen kräftigt die Nerven- und Zellstruktur und
kann somit auch bei psychischen Krankheiten
eingesetzt werden. Der Körper kann beide
Mineralstoffe durch die Aufnahme von Gemüse

wie Erbsen und Vollkornprodukten sowie von rotem Fleisch zugeführt werden.

Warum Achtsamkeit bei einer Depression so wichtig ist

Wir leben in einer Welt, wo wir ständig von Ablenkungen umgeben sind. Das kann unseren Geist ziemlich verwirren und bei einer Depression wahres Gift sein. Daher sollte man Wege kennen, um sich immer wieder zu besinnen, sodass die Ablenkungen um einen herum nicht die komplette Kontrolle über einen gewinnen können.

Im Alltag scheint es nämlich gar nicht so einfach zu sein, den ganzen Ablenkungen zu widerstehen und sich voll und ganz darauf zu fokussieren, was man ursprünglich vor hatte. Umso wichtiger ist es, dass man sich immer wieder in Aufmerksamkeit übt, damit man seinen Fokus nicht mehr so einfach verlieren kann. Hierfür gibt es aktive Übungen, aber auch Übungen, die man auch nebenbei durchführen kann.

Im Vordergrund sollte bei diesen Übungen stehen, dass sie zu einer Routine werden, denn nur dann wird man letztlich auch eine positive Veränderung schaffen. Die Übungen, die ich dir im Folgenden vorstellen werde, sind im Grunde sehr einfach umzusetzen. Alles was du dafür brauchst, bist du selbst und dein Körper. Bei einigen Übungen kann es von Vorteil sein, sich einen ruhigen Ort zu suchen. Andere Übungen kannst du wiederum ganz einfach in deine alltäglichen Tätigkeiten integrieren.

Den Atem spüren

Wenn wir ehrlich zu uns selbst sind, konzentrieren wir uns in der heutigen Welt so gut wie gar nicht auf unseren Atem. Dabei ist genau dieser der wichtigste Ankerpunkt, um wieder zu sich zu finden und wieder voll und ganz die Ruhe zu bewahren. Den Atem als Ankerpunkt zu verwenden, hat im Buddhismus nicht umsonst eine jahrtausendlange Tradition.

Es geht darum, sich von allen Gedanken zu befreien, die im eigenen Geist herumschwirren und wieder die volle Kontrolle über sich und seine Gedankenwelt zu erhalten. Keine Sorge, du brauchst für Atemübungen kein bisschen religiös sein.

In der Psychologie werden Atemübungen schon als effektives Therapiemittel eingesetzt. Es gibt kaum eine bessere Übung, um wieder Ordnung in seiner eigenen Gedankenwelt zu schaffen. Du fragst dich nun bestimmt, wie das überhaupt möglich ist. Vorab sollte gesagt werden, dass dies nicht ein Prozess ist, der einfach so von heute auf morgen entsteht und seine Wirkung zeigt.

Du solltest jeden Tag etwas dafür tun, um einen großen Effekt in deinem Leben wahrnehmen zu können. In erster Linie wirst du bemerken, dass du Abstand zu deinen Gedanken nehmen kannst.

Wir haben schon in einem vorherigen Kapitel festgestellt, was für einen großen Einfluss unsere Gedanken auf unser Leben und unsere Gemütslage haben.

Umso wichtiger ist es, dass wir an dieser Stelle ansetzen und herausfinden, wie wir unsere Gedanken für uns nutzen können. Wir Menschen neigen gerade im Alltag dazu, uns sofort mit unseren Gedanken zu identifizieren. Wir schreiben ihnen direkt eine Bedeutung zu und wundern uns am Ende, wie unsere Gedanken uns so stark beeinflussen können. Wer diesen Teufelskreis durchbrechen will, sollte erst einmal lernen, Abstand von seinen Gedanken zu nehmen.

Wenn du das machst, wirst du bemerken, dass du Schritt für Schritt weiterkommen wirst und im Endeffekt auch viel mehr erreichen kannst. Vor allem lernst du aber, nicht direkt alles und jedem eine Bedeutung zuzuschreiben, sondern zu beobachten.

Dadurch können deine Gedanken immer weniger Einfluss auf dich haben, sodass du sie im Endeffekt viel besser kontrollieren kannst. Es ist wichtig, zu verstehen, dass es nicht darum geht, Gedanken nicht zu sehen oder nicht anzuerkennen. Das wäre ein Verdrängungsmechanismus, der eine Depression sogar verschlimmert.

Wenn du dich auf deinen Atem konzentrierst, wirst du bemerken, dass deine Gedanken einfach an dir vorbeiziehen können. Sie werden zwar niemals für immer verschwinden, aber du lernst, sie einfach zu beobachten. Du fragst dich nun bestimmt, wie du meditieren kannst und worauf du dabei zu achten hast. Im Grunde ist es ziemlich einfach und du solltest dir um die Umsetzung nicht zu viele Sorgen machen. Wie schon erwähnt, ist alles, was du brauchst, du selbst und dein Körper.

Falls du an einem Tag ständig unterwegs bist und keinen ruhigen Platz zum Meditieren findest, kannst du dich auch Atemübungen bedienen. Dies ist auch eine sehr effektive Art und Weise, um wieder die innere Mitte zu finden. Falls du noch am Anfang stehst und dir den Einstieg so einfach wie möglich machen willst, ist es empfehlenswert, sich das richtige Umfeld zu schaffen.

Meditationen wirken besonders gut am Morgen nach dem Aufstehen und am Abend vor dem Schlafengehen. Gerade morgens kannst du damit deine Gedanken besser sortieren und somit am Arbeitsplatz viel mehr schaffen und auch im weiteren Verlauf des Tages effektiver sein. Wenn wir nämlich unsere Gedanken nicht im Griff haben und diese einfach so in unserem Geist herumschwirren, stehen wir uns meistens dabei im Weg, Großes zu erschaffen.

Anleitung zum Meditieren

1. Suche dir einen ruhigen Ort. Sorge auch dafür, dass du für diese Zeit nicht gestört wirst. Schalte alle elektronischen Geräte aus und sage anderen Leuten in dem Haus, dass sie dich für die kommende Zeit nicht stören sollen. Falls du am Anfang stehst, solltest du dir zu Beginn nicht mehr als 15 bis 20 Minuten vornehmen. Gerade am Anfang kann es noch besonders schwer für einen selbst erscheinen, seine Gedanken zu beobachten beziehungsweise gar nicht zu denken.
2. Suche dir eine angenehme Position. Diese Position sollte dich jedoch nicht schläfrig machen. Beim Meditieren ist der Schneidersitz besonders beliebt.

Teste einfach aus, was am besten für dich funktioniert.

3. Nun kannst du damit beginnen, deine Augen zu schließen und erst einmal im Hier und Jetzt anzukommen.

4. Nun kannst du den ersten großen Atemzug nehmen. Für welche Atemtechnik du dich entscheidest, ist vollkommen dir selbst überlassen. Das Wichtigste ist nur, dass du dich selbst auch dabei wohlfühlst.

5. Wenn Gedanken auftauchen, ist das vollkommen in Ordnung. Versuche, sie einfach zu beobachten und dich selbst nicht zu verurteilen.

6. Wenn du deine Augen wieder geöffnet hast, solltest du dir erst einmal einige Minuten Zeit geben, um im Hier und Jetzt anzukommen. Du kannst dich auch ruhig ein wenig dehnen, falls dir das guttut.

Es gibt jedoch Tage, an denen man so viel vorhat, dass man gar nicht zum Meditieren kommt. Das bedeutet aber noch lange nicht, dass man seine Aufmerksamkeit nicht trainieren kann. Man muss nur wissen, wie es geht. Einer der besten und effektivsten Wege, um unterwegs seine Aufmerksamkeit zu schärfen, sind einfache Atemübungen. Sie wirken im Grunde wie eine Meditation.

Der große Unterschied besteht nur darin, dass du nicht zwingend deine Augen schließen musst. So kannst du beispielsweise eine Atemübung auch ganz einfach und bequem in der Bahn durchführen. Ich habe für dich im Folgenden eine Anleitung zusammengestellt, damit du einen besseren Eindruck bekommst, wie eine Atemübung aussehen kann.

Atemübung

1. Lege deine Hand auf deinen Bauch und beginne, durch die Nase in den Bauch zu atmen. Alles andere spielt jetzt keine Rolle. Dein Fokus richtet sich voll und ganz auf deinen Atem.

2. Stelle dir bei jedem Einatmen vor, wie dein Körper mit neuer und frischer Energie gefüllt wird.

3. Mit jedem Ausatmen lässt du alles los, was dich körperlich oder mental bedrückt. Negative Energien atmest du Schritt für Schritt aus.

4. Versuche, für einige Minuten in dieser Atmung zu bleiben und deine volle Aufmerksamkeit auf sie zu richten.

Es gibt aber auch noch andere Wege, wie du mehr Aufmerksamkeit in deinem Alltag kultivieren kannst. Gerade bei alltäglichen Aktivitäten kannst du um einiges mehr Aufmerksamkeit an den Tag legen und somit auch energievoller durch den Tag gehen.

Hierfür brauchst du weder deinen Atem noch geschlossene Augen. Alles was du machen musst, ist es, dir eine Tätigkeit am Tag herauszusuchen, bei der du voll und ganz da sein willst. Das kann eine Mahlzeit sein, aber auch das Einräumen der Spülmaschine. Um welche Tätigkeit es sich handelt, spielt im Grunde keine große Rolle. Der Fokus liegt darauf, mehr Aufmerksamkeit in deinen Alltag zu bringen.

Gerade bei alltäglichen Aufgaben vergessen wir sehr schnell, mit voller Aufmerksamkeit da zu sein und werden schnell unbewusst. Es sind aber gerade die alltäglichen Aufgaben, die einen besonders großen Einfluss auf unser Unterbewusstsein haben. Umso wichtiger ist es, dass wir diesen Einfluss auch nutzen. So können wir uns von Gedanken befreien, die unseren Geist vergiften und uns viel mehr auf die Aufgabe konzentrieren. Dies ist eine Angewohnheit, von der man sein ganzes Leben profitieren kann.

Man muss sie jedoch zuerst zu einer Angewohnheit machen. Auch hier ist es wichtig, dass du dir selbst am Anfang nicht zu viel vornimmst. Suche dir eine spezielle

Tätigkeit aus. Danach kannst du dich immer noch steigern. Bei dieser Tätigkeit, wie zum Beispiel dem Mittagessen nimmst du dir vor, besonders aufmerksam zu sein. Das bedeutet auch, dass für diesen Zeitrahmen alle Ablenkungen, wie zum Beispiel das eigene Smartphone verschwinden. Das mag für dich eine Umstellung sein, aber dein Geist lernt, auf Ablenkungen zu verzichten und sich stattdessen auf das Hier und Jetzt zu konzentrieren.

Körpertherapie

Es gibt viele Möglichkeiten, um Depression zu bekämpfen und mit viel Willensstärke komplett zu heilen. Wichtig ist, dass man schnell Hilfe sucht, wenn man merkt, dass man unter ihr leidet.

Einer dieser Möglichkeiten ist es, eine Körpertherapie zu machen. Doch was ist die Körpertherapie, wie funktioniert sie und vor allem, wie kann sie die Depression heilen?

Was ist die Körpertherapie?

Während der Körpertherapie entspannt ein Therapeut deine Muskeln und andere Teile des Körpers, um deren Funktion zu verbessern, die Entspannung und Wohlbefinden zu fördern. Viele Praktizierende glauben, dass es helfen kann, Depressionsgefühle zu lindern. Meine langjährige Erfahrung hat gezeigt, dass es extrem wichtig ist, den Körper mit auf die Reise zu nehmen, denn durch Berührung werden im Körper Hormone freigesetzt, die ein Gefühl der emotionalen Verbindung hervorrufen. Die Körpertherapie kann helfen, deinen Geist zu beruhigen und deine Stimmung zu verbessern sowie körperliche Schmerzen zu lindern. Bei der Massagetherapie werden die Muskeln durch Kneten, Reiben, Drücken oder Klopfen verschiedener Muskelgruppen bearbeitet. Massagetherapeuten arbeiten mit ihren Händen und Massageölen durch verschiedene Muskelgruppen. Einige Massagetherapeuten bieten auch spezielle hochwertige Aromaöle und ruhige Musik an, um eine friedliche und tief entspannende Erfahrung zu schaffen.

Depressionen sind im Gegensatz zu einigen anderen Erkrankungen scheinbar fließender Natur. Dies bedeutet, dass die Ursache und die Art und Weise, in der sich die Symptome manifestieren, häufig individuell sind und eine sekundäre Beschwerde über einen anderen primären Gesundheitszustand sein können, wie zum Beispiel Alzheimer oder andere psychische Gesundheitsprobleme. Mit anderen Worten: Meine Depression ist nicht deine Depression, nicht die Depression eines anderen.

Das soll jedoch nicht heißen, dass es keine Richtlinien für die Diagnose von Depressionen gibt. Einige Leute denken vielleicht, dass ein depressiver Mensch einfach jemand ist, der traurig ist, aber dieser Zustand hat viel mehr zu bieten, als sich nur niedergeschlagen zu fühlen. Ja, Traurigkeit und Unzufriedenheit sind definitiv Indikatoren für Depressionen, aber laut der Mayo-Klinik gehören auch Wut und Reizbarkeit, Verlust des Interesses an Aktivitäten, die früher Spaß machten, Schlafstörungen, Appetitveränderungen, kognitive Probleme sowie körperliche Schmerzen, Rückenschmerzen oder Kopfschmerzen dazu.

Es kann auch verschiedene Arten von Depressionen geben. Beispielsweise leiden einige Frauen sowohl während der Schwangerschaft als auch nach der Entbindung an Depressionen, während andere Personen saisonal betroffen sein können oder Angstzustände haben, die mit der Depression einhergehen.

Wie kann man durch die Körpertherapie die Depressionen lindern?

Wenn deine Muskeln und dein Bindegewebe verspannt sind, kann dies Schmerzen verursachen und deine Bewegung einschränken. Die Körpertherapie kann helfen, diese Spannung in deinen Muskeln und in Bindegeweben zu entlasten. Es erhöht auch die Durchblutung und fördert die Entspannung.

Die Wirkung der Körpertherapie bei Angstzuständen und Depressionen ist praktisch die gleiche wie die, welche routinemäßig in Forschungsstudien zur Psychotherapie bei denselben Erkrankungen festgestellt wurde.

Die Konstante dabei ist, dass es keine Konstante gibt. Dies bedeutet, dass Körpertherapeuten, die mit depressiven Klienten arbeiten, sich über den Zustand informieren müssen und alle Körpertherapeuten sowohl mit Angststörungen als auch mit depressiven Störungen vertraut sein sollten, da beide heute so häufig sind.

Was sind die Vorteile von Körpertherapie?

Obwohl argumentiert werden könnte, dass sich die Dinge ändern – du siehst beispielsweise mehr Werbespots, die sich mit psychischen Erkrankungen befassen -, ist die Realität für viele dieser Menschen, dass psychische Gesundheitsprobleme ein Stigma mit sich bringen können. Daher können Körpertherapeuten nicht davon ausgehen, dass Kunden, die möglicherweise an Depressionen leiden, diese Informationen selbst anbieten. Einige Menschen sind sich möglicherweise auch nicht bewusst, dass sie an dieser Störung leiden. Daher kann es hilfreich sein, sich darüber im Klaren zu sein, wie sich eine Depression auf eine Person auswirkt und welche der wichtigsten Symptome auftreten. Zwar ist die endgültige Erforschung der Wirkungsweise der Körpertherapie bei Patienten mit Depressionen begrenzt, es ist jedoch unerlässlich, stets auf dem neuesten Stand zu bleiben, der verfügbar ist. Es gibt einige aussagekräftige Studien, die veranschaulichen, dass Körpertherapie hilfreich sein kann, um Depressionsgefühle zu lindern.

Wirkungsweise der Körpertherapie?

Eine 60-minütige Massage kann Cortisol, ein Hormon, das als Reaktion auf Stress produziert wird, um durchschnittlich 30 Prozent senken. Wenn der Cortisolspiegel sinkt, steigt Serotonin - einer der körpereigenen Antischmerzmechanismen - nach einer Massage um durchschnittlich 28 Prozent. Indem du das Cortisol senkst und das Serotonin erhöhst, steigerst du die Fähigkeit deines Körpers, Schmerzen, Ängste und Trauergefühle zu bekämpfen.

Die emotionale Gleichgewichtsmassage kann genauso vital und wertvoll sein wie die körperlichen Vorteile. Massagen sind ein sicherer und pflegender Ort, an dem sich Einzelpersonen entspannen, neu konzentrieren und Klarheit finden können. Es kann das Bewusstsein für die Verbindung zwischen Geist und Körper stärken. Massage kann Selbstvertrauen erzeugen und das Selbstbild und den Selbstwert fördern.

Sichere Berührungen erfüllen das Bedürfnis nach menschlichem Kontakt, wie zum Beispiel die Berührungen, die wir einmal bei der Geburt erhalten haben. Für manche ist Massage die einzige fürsorgliche Berührung, die sie erhalten können. Eine Massage kann als eine stundenlange Umarmung angesehen werden und bietet dir einen sicheren Ort, um dich körperlich und emotional auszuruhen.

Viele Kunden möchten ein Gefühl der Hoffnung spüren - therapeutische Massagen können dich auf deiner Reise unterstützen. Wenn du eine der vielen Personen bist, die an Depressionen oder Angstzuständen leiden oder nur überlastet sind, kann Massage ein wirksamer Teil der Behandlung sein, der dich dabei unterstützt, ein Gefühl der Erleichterung, der Stärkung und der Verbindung zwischen Geist und Körper zu schaffen.

Achtsamkeitstraining, Energetische Arbeit, Urkraft Healing & Urkraft Körperbalance

Achtsamkeitstraining

Immer häufiger wird in den Medien über das Thema Achtsamkeit berichtet. Mit Achtsamkeit lässt sich Stress deutlich verringern und man lernt, sich wieder auf die wesentlichen Dinge zu konzentrieren. Mit dem Erlernen der Achtsamkeit schult man die eigene Aufmerksamkeit und ist so in der Lage, viele Kleinigkeiten einzelner Augenblicke bewusster wahrzunehmen.

Die Achtsamkeit kann man sowohl im Sitzen als auch im Liegen trainieren. Durch unterschiedliche Methoden steigert man die Konzentrationskraft und Aufmerksamkeit. Einige der Übungen beruhen auf Elementen des Yogas.

Das Achtsamkeitstraining, die energetische Arbeit, Choreo Mayana Urkraft Healing und Choreo Mayana Urkraft Körperbalance hat es sich als Ziel gesetzt, die achtsame Haltung jedes Einzelnen zu schulen und diese verstärkt im Privat- und Berufsleben anzuwenden. Dies hat zur Folge, dass man Stresssituationen lockerer durchlebt und belastende Situationen leichter verarbeitet. Man erlernt, Situationen bewusster wahrzunehmen und wertfrei mit diesen umzugehen.

Eine ganz wunderbare Regel aus der Hirnforschung lässt sich bei der Achtsamkeit anwenden: Alles was geschieht, hat eine Dauer von drei Sekunden: Eine Sekunde vorher, eine Sekunde mittendrin und eine Sekunde für nachher. Dieser Ablauf soll nichts anderes bewirken, als dass man im Hier und Jetzt lebt.

Achtsamkeit ist auf dem Weg, zu einer Trainingsart zu werden, die genauso bekannt sein wird wie Pilates oder Yoga, denn Achtsamkeitsübungen sind ebenso effektiv, um Stress abzubauen und der Vorteil ist: die Übungen können ohne Sportsachen und Turnmatten ausgeführt werden. Durch diese

Methode sind die Übungen ideal für den Arbeitsplatz, das Büro oder beispielsweise das heimische Wohnzimmer. Grundidee der Achtsamkeitsübungen ist: Entspannung beginnt im Kopf, denn häufig ist der Stress selbstgemacht und wie man mit diesem Stress umgeht, ist eine Einstellungssache.

Leider hetzen wir heute alle nur noch von einem Termin zum anderen und unser Alltag ist von so vielen Dingen bestimmt, dass wir uns kaum noch auf eine einzige Sache konzentrieren. In den Köpfen kreisen die Gedanken um das, was war und was noch anliegt. Doch dabei vergessen wir den Moment. Ständig schwirren die Gedanken um Konflikte mit Kollegen, Familie, Geld oder beispielsweise Nachbarn. Durch diese Gedankenstrukturen entsteht das typische Gefühl: Irgendetwas ist doch immer! Doch genau diese Dinge machen uns krank und unzufrieden.

Durch das Achtsamkeitstraining erlernen wir, wieder darauf zu achten, wie der Tee oder Kaffee beim Frühstück schmeckt und wie es sich anfühlt, sich anzuziehen etc….
Das Achtsamkeitstraining soll uns dabei helfen,

weniger nach links und rechts zu schauen und uns weniger mit anderen Menschen zu vergleichen. Das Leben ist so viel wertvoller, wenn wir den Dingen im Hier und Jetzt unsere Aufmerksamkeit schenken. Einfach das Gedankenkarussell anhalten oder in die andere Richtung laufen lassen.

Leider ist nur den wenigsten Menschen klar, weshalb sie gestresst sind.
Achtsamkeitsübungen können hier helfen, sich über die alltäglichen Dinge Gedanken zu machen und so die Störfaktoren zu erkennen. Es ist wichtig, dass wir in uns gehen und spüren, wie es uns geht. Die einfachen Fragen, welche den Einstieg in die Achtsamkeit ermöglichen, sind unter anderem:
Was mache ich in diesem Moment?
Wie mache ich dies?
Wie fühle ich mich dabei?

Innehalten und entspannen, Stress verursacht oft einen Tunnelblick. Findet man die nötige Ruhe und erkennt garantiert andere Möglichkeiten, ein Problem zu lösen und stressige Situationen zu umgehen? Mit der neu gewonnenen Ruhe ist es uns möglich, angemessen auf eine Situation einzugehen.

Achtsamkeitstraining für Zwischendurch

Egal wie viele Termine am Tag auch anstehen, bereits eine oder zwei Minuten zwischen mehreren Terminen innehalten, ein paar Mal tief und ruhig durchatmen und die Aufmerksamkeit auf den Körper richten, kann genügen, um deutlich entspannter zu werden. Den Körper beobachten, eventuell eine Körperstelle fixieren und erspüren, zusätzlich die aktuellen Gefühle prüfen, ohne all dies zu bewerten, einfach nur beobachten... Aller Anfang ist schwer, doch mit der Zeit wird es einfacher und wird sich positiv bemerkbar machen.

Ein Meister ist, der regelmäßig übt!

Etwas völlig Alltägliches für uns ist unsere Fortbewegung. Kaum jemand achtet doch noch darauf, die Gedanken auf seine Bewegungen zu richten. Eine Gehmeditation soll uns diesen Vorgang wieder nahebringen. So erlangen unsere Gedanken die Möglichkeit, den Moment genau wahrzunehmen. Diese Übung funktioniert nicht nur, indem wir uns auf unsere Schritte konzentrieren, sondern eine ebenso gute Möglichkeit ist es, wenn wir unsere Gedanken auf unsere Atmung richten. Dies kann sowohl beim Gehen als auch beim

Ruhen geschehen. Weitere Methoden können die Konzentration auf die Mahlzeit und das Essen sein.

Wie sieht das Essen aus?

Wie setzt sich die Mahlzeit zusammen und wie fühlen sich die unterschiedlichen Produkte beim Kauen an?

Eine sehr schöne Übung, um den Tag zu beenden, ist es beispielsweise, im Bett den Tag Revue passieren zu lassen und zu schauen, für welche Vorkommnisse man dankbar sein kann. Dafür konzentriert man sich ca. 20 bis 30 Sekunden auf eine Situation, für die man dankbar ist. So entspannen wir deutlich schneller und wir erlernen die schönen Dinge des Lebens mehr zu schätzen.

Interessant zu wissen ist, dass die Achtsamkeit von der Wissenschaft lange nicht anerkannt wurde. Erst seit einigen Jahren sind Achtsamkeit und die Achtsamkeitsübungen ein neuer Bestandteil der verhaltenstherapeutischen Behandlungen. Es gibt bereits eine ganze Reihe an Studien, welche die positiven Auswirkungen der Achtsamkeitsübungen belegen. Unter anderem konnte man eine Besserung bei chronischen Schmerzen, Stress und Depressionen erzielen.

Während man Achtsamkeit früher eher in die esoterische Sparte eingeordnet hat, konnten die erfolgreichen Studien dazu beitragen, dass Ärzte und Krankenkassen verstärkt auf diese Behandlungsmethode zurückgreifen.

Energetische Arbeit - Urkraft Healing

Was verbirgt sich hinter energetischer Arbeit und Urkraft Healing?
Die energetische Arbeit baut auf zwei Grundlagen auf: Zum einen besitzt jeder Mensch und jedes Tier einen eigenen "Energiekörper". Dies bezieht sich auf eine Reihe von physikalischen Faktoren, beispielsweise Wellenlängen, Schwingungen und Frequenzen. Neben unserem physischen/ stofflichen Körper existiert noch ein "feinstofflicher Körper". Hier spricht man auch von der sogenannten Aura. Die Aura besteht aus sieben feinstofflichen Gewebeschichten. Diese Schichten haben unterschiedliche Funktionen. Hier werden Empfindungen, Gedanken, Gefühle und Erfahrungen gespeichert. Indem man auf die sieben

Gewebeschichten einwirkt, lässt sich der körperliche und seelische Zustand verändern. Meridiane dienen dazu, die vorhandenen Energien im Körper zu verteilen. Störungen zwischen den Gewebeschichten nennen sich Blockaden. Diese lassen sich durch die energetische Arbeit und Choreo Mayana Urkraft-Healing und Choreo Mayana Urkraft Körperbalance lösen.

Was ist Choreo Mayana Urkraft Healing und Urkraft Körperbalance?

Choreo Mayana Urkraft Healing
Ist eine einzigartige Kraft!
Jede Choreo Mayana Urkraft Healing Session trägt zur Harmonie und Bewusstheit deines Lebens bei.
Es wird persönliches Wachstum gefördert, durch die Intelligenz von Frequenzsymphonie.
Die Gesundheit kann auf allen Ebenen positiv beeinflusst werden.
Urkraft Healing wirkt auf körperlicher, mentaler, emotionaler und spiritueller Ebene.
Die Urkraft Healing Session beginnt mit dem Klären des Energiekörpers.

Es wird mit den Händen berührungslos in deinem Energiefeld ausgeführt.
Körper und Geist gelangen so zurück zu ihrer Balance, Gleichgewicht und Gewahrsein.
Körper heilen durch Energie-Licht-Information.
Alles ist Energie, Resonanz und Schwingung - so auch der menschliche Körper.

Choreo Mayana Urkraft Körperbalance ist eine sanfte Methode, erfolgt durch Auflegen der Hände auf der Basis von Frequenzsymphonie, Schwingung und Rhythmus.
Durch Berührungsimpulse wird der gesamte Körper in schwingende Bewegungen versetzt.

Tauche mit Choreo Mayana Urkraft Healing und Choreo Mayana Urkraft Körperbalance in dich selbst ein und bringe dein inneres Kind zum Strahlen.

Achtsamkeitstraining und die energetische Arbeit ergänzen sich in vielen Bereichen. Wichtig ist, dass man den Anwendungsformen offen gegenübertritt und sich auf alle Übungen einlässt. Einiges mag uns anfangs sicher komisch vorkommen, doch im Grunde handelt es sich um Selbstverständlichkeiten, die wir in unserem alltäglichen Leben tatsächlich einfach nur verlernt haben. Tritt man den Methoden mit Neugier und Offenheit entgegen, so ist bereits der erste wichtige Schritt getan und man wird merken, wie einfach und doch effektiv sich alle diese Dinge sich auf Körper und Geist auswirken. Es entsteht ein ganz neues Lebensgefühl, das Leben gewinnt in vielen Momenten an Wert. Wir sollten es genießen!

Der Umgang mit der Depression im Alltag

Das Unverständnis gegenüber einer erkrankten Person ist sehr hoch, was es den Betroffenen nicht leicht macht.

Häufig hören Erkrankte den Satz „ach, stell dich nicht so an" ...oder auch... „reiß dich zusammen" und andere.

Gerade diese Sätze lassen die Betroffenen häufig noch tiefer abrutschen, da sie glauben, sie seien unfähig, mit anderen Menschen umzugehen. Unfähig, das Leben zu meistern. Häufig entstehen hier Schuldgefühle, Selbstzweifel und ein Verlust des Selbstwertgefühls.

Doch der/die Depressive muss lernen, sich zurechtfinden und weiter leben, kämpfen und die Krankheit angehen.

Wer noch keinen Therapieplatz hat (dieser ist mit langen Wartezeiten verbunden), ist auf sich selber und auf seine Kräfte angewiesen.

Medikamentöse Unterstützung ist zwar mit Nebenwirkungen verbunden, sollte aber angenommen und akzeptiert werden.

Wie Stimmungsschwankungen gemeistert werden können

Zuerst einmal solltest du wissen, dass solche Schwankungen viele Ursachen haben können. Sind diese, wie zum Beispiel Störungen im Hormonhaushalt oder auch fehlerhafte Ernährung, Bewegungsmangel und zu viel Stress ausgeschlossen, so handelt es sich in der Regel um Schwankungen durch die Depression. Wichtig ist es, auch bei einer bekannten depressiven Erkrankung trotzdem andere Faktoren vom Arzt ausschließen zu lassen. So kannst du sicher sein, woher diese Stimmungstiefs oder extremen Hochs kommen.

Stimmungen können sich zeitweise mehrmals an einem Tag von einem auf den anderen Moment verändern. Eine indirekte Ursache oder ein Auslöser ist häufig nicht bekannt. Zuerst bist du glücklich, die Welt ist schön, alles macht dir Freude und im nächsten Moment fällst du in eine tiefe unerklärliche Traurigkeit.

Für dich als Betroffener sind diese extremen Schwankungen oft kaum zum Aushalten und du hast das Gefühl, du fährst Achterbahn. Du bist mit Freunden oder der Familie zusammen, alles ist gut. Plötzlich aber verspürst du trotz lieber Menschen eine große Traurigkeit oder/und Einsamkeit.

Leider kann in der Depression niemand wirklich sagen, warum es zu solchen Schwankungen kommt und wann diese auftreten. Selbst bei erlebten Traumata (posttraumatisches Syndrom) wissen auch die Fachleute nicht, wann und wie häufig diese Stimmungsveränderungen auftreten.

Es gibt Möglichkeiten durch Übungen, wie du solche Schwankungen ein wenig besser in den Griff bekommst. Allerdings darfst du nicht erwarten, dass dies sofort und auf Anhieb funktioniert. Jeder Mensch ist verschieden und so dauert es bei einem länger, andere hingegen erleben eine schnelle Besserung. Was du speziell tun kannst, ist Achtsamkeit ausüben. Achte auf deine Körperwahrnehmung und auf dein Inneres. Hierzu gibt es Kurse und Therapeuten, die dir bei dem Erlernen dieser Übungen helfen können. Sind die Schwankungen zu extrem und für dich nicht auszuhalten, hol Dir unterstützende Hilfe. Entspannungsübungen wie Autogenes Training sind wichtig und ebenso hilfreich, wie Bewegung und ausgewogene Ernährung. Versuche zu lernen, deine Stimmung zu kontrollieren und lasse nicht die Stimmung dich kontrollieren.

Die Sache mit der Sorge und den Schuldgefühlen

Patienten mit einer Depression haben häufig vermehrte Sorgen, sei es finanzieller oder anderer Art. Das ständige Grübeln, wie ein Problem gelöst werden könnte und der ungewollte Aufbau neuer Sorgen und Probleme beschäftigt Betroffene sehr häufig. Durch das viele Grübeln werden aber Sorgen meist noch größer, da die dauernde Beschäftigung mit diesen das Problem noch größer werden lässt. Plötzlich wird aus dem Stein ein Berg, der unüberwindbar ist.
Du kannst auch hier wieder mit Übungen den Sorgen die Kraft nehmen. Jeder Berg besteht aus vielen kleinen Steinen. Mache dir klar, dass du einen Stein nach dem anderen wegtragen und nicht den ganzen Berg auf einmal verschieben kannst. Ist ein Stein geschafft, lobe dich dafür. Du hast durch das wegräumen von diesem einen großen Schritt gemeistert.
Manchmal werden durch solche Übungen

Sorgen auf einmal zunichte gemacht, da du eine Sache zu sehr in den Vordergrund und somit als sehr großes Problem gesehen hast. Gebe dir Zeit und übe dies jeden Tag. Therapeuten helfen mit Verhaltenstherapie, genau diese Steine aus dem Weg zu räumen.

Das Schuldgefühl

„Ich bin an allem schuld. Warum habe ich es nicht verhindern können?"
Diese und andere Aussagen begleiten uns Menschen von klein an. Eltern sind die Vorreiter für Schuldgefühle.
„Warum hast du das getan?
Siehst du nicht, dass die Mama jetzt traurig ist?". Diese und viele weitere Sprüche prägen uns. Auch Schule / Lehrer / Schulkameraden und überhaupt unser gesamtes Umfeld, sind maßgeblich daran beteiligt.
Es kann passieren, dass du dir die Schuld an dem Stück Fleisch gibst, das sehnig oder fettig ist, das du eingekauft hast. Der logische Menschenverstand würde dir zwar sagen, dass dies unsinnig ist, die depressive Phase aber sagt dir, dass du an allem schuld bist.
Je nachdem, wie du früher schon mit Schuld

umgegangen bist, wirst du als Erwachsener und erkrankter Mensch eventuell sogar doppelt so stark reagieren. Der Magen schmerzt, Kopfschmerzen, Rückzug und viele andere Symptome drängen in den Vordergrund. Hier kannst nur du alleine etwas tun. Das Stück Fleisch war nicht gut, aber du hast es nicht hergestellt, sondern eingekauft. Beispiel Fleisch: In der Verpackung konntest du die sehnigen Stellen nicht sehen. Also hast du auch keine Schuld.

Sage dir immer wieder, dass auch du nur ein Mensch bist und Fehler machst, so wie jeder andere Mensch auch. Diese und weitere Übungen solltest du dir immer wieder sagen, um Schuldgefühle loszuwerden.

Beziehungsprobleme vermeiden / Der Umgang mit dem Partner

Wie verhältst du dich, wenn dein Partner an einer Depression erkrankt ist?
Zuerst einmal wirst du gar nichts davon merken. Zwar fällt dir eine Veränderung auf, dass diese aber eine Krankheit ist, wird dir nicht bewusst sein. Erleidet dein Partner eine Grippe, so bemerkst du dies erst, wenn

Schnupfen, Husten oder Fieber ausbricht. Bei der Depression aber brechen solche sichtbaren Symptome nicht aus. Das macht gerade die Partnerschaft zu einer Zerreißprobe.

Unverständnis vom gesunden Partner ist ein No-Go! Bemerkst du eine Veränderung im gesamten Verhalten, frage nach. Versuche Verständnis aufzubauen.

Was aber viel wichtiger als alles andere ist: Mache dich über die Erkrankung deines Partners schlau. Versuche nachzulesen, was mit ihm lost ist. Was bewirkt die Krankheit, warum reagiert er so und nicht, wie üblich, ganz anders? Nur wer über die Depression Bescheid weiß, kann den Partner helfend unterstützen. Nicht umsonst gehen sehr viele Ehen gerade bei depressiv Kranken in die Brüche.

Weiterhin gibt es Hilfen für Angehörige, damit diese nicht hilflos oder überfordert werden. Wichtig ist es, den Partner zu unterstützen. Versuche, seine Ressourcen aus der Reserve zu locken.

Gib deinem Partner viel Raum, aber setze gleichzeitig auch Grenzen. Drohe nicht mit: „Ich verlasse dich, wenn du..." Dies setzt deinen Partner unter Druck, was wiederum einen depressiven Schub zur Folge haben kann.

Liebe Worte und solche, die trösten, sind gut, dauerndes Mitleid aber ist kontraproduktiv.

Sich gegenüber anderen richtig zu verhalten, ist nicht immer einfach. Schnell kann es passieren, dass du in ein altes Muster verfällst oder doch dem Menschen gegenüber wütend reagierst, obwohl du dies nicht möchtest. Der Umgang mit depressiven Menschen ist nicht immer einfach und kann nur „funktionieren", wenn du dich über die Krankheit informierst. Im Gegenzug sollte die erkrankte Person sich schnell fachliche Hilfe holen.

Warum du dich bewegen solltest

Aus der Hirnforschung wie auch der Sportpsychologie ist mittlerweile bekannt, dass Sport Glückshormone ausschüttet. Darüber hinaus verkleinert sich der Bereich im Gehirn, der für Angst zuständig ist. Angst ist eine der größten Motivationen des Menschen und hat auch noch heute einen immens großen Einfluss auf unser heutiges Handeln und Tun.

Dies hat evolutionäre Gründe. Auch wenn wir nicht mehr mit Mammuts zu kämpfen haben, funktionieren unsere biochemischen Prozesse wie noch zu Urzeiten. Unser Gehirn hat noch nicht komplett gelernt, zwischen der heutigen Zeit und der Steinzeit zu unterscheiden. Das mag sich für den einen oder anderen realitätsfremd anhören, aber spätestens, wenn man in Stress gerät, weil die Bahn fünf Minuten zu spät gekommen ist, wird man bemerken, dass unser Gehirn in diesem Bereich doch nicht so weit entwickelt ist. Dies bedeutet aber nicht, dass wir diesen Prozessen einfach hilflos ausgeliefert sind. Dank der neusten

Erkenntnisse der Wissenschaft können wir unseren Geist und vor allem auch unseren Körper darauf trainieren, immer das Beste aus uns heraus zu holen. Auf körperlicher Ebene ist es im Grunde gar nicht so schwer.

Die Antwort lautet „Bewegung"! Du solltest dir hierfür eine Sportart aussuchen, die dir auch wirklich Spaß macht. Somit ist die Wahrscheinlichkeit groß, dass man auch dranbleibt und nicht so schnell aufgibt. Du musst also nicht zwingend ins Fitnessstudio, um dich körperlich zu bewegen und fit zu bleiben. Wichtig und entscheidend ist nur, dass du dranbleibst. Nach einer Zeit wirst du nicht nur bemerken, dass es dir besser geht, sondern auch, dass du mit besonders viel Energie durch den Tag starten kannst.

Im Vergleich dazu, wie viel sich die Menschen in der Steinzeit bewegt haben, sind unsere körperlichen Aktivitäten ziemlich mickrig. Dies liegt nicht zuletzt auch daran, dass sich unser Leben ziemlich verändert hat. Während Menschen damals vier bis sechs Stunden in der Kälte laufen mussten, um am Abend etwas auf dem Tisch zu haben, können wir dies in wenigen Minuten im Supermarkt erledigen. Auch in unserem restlichen Alltag ist nicht besonders viel Bewegung wiederzufinden. Menschen, die einen Bürojob ausführen, bewegen sich über den Tag verteilt so gut wie gar nicht. Dies hat auf Dauer nicht nur dramatische Folgen für den Körper, sondern vor allem auch auf die Psyche. Umso wichtiger ist es, dass man sich darüber bewusst wird, um Bewegung auch aktiv einzusetzen und sich somit selbst auch in einer schwierigen Zeit zu helfen.

Menschen, die sich die ganze Zeit energielos und müde fühlen, bewegen sich in der Regel viel zu wenig. Eine isolierte Stunde Sport am Tag reicht übrigens nicht aus, wenn man ansonsten inaktiv ist. Bewegung muss als Ganzes integriert werden, um wirklich große Ziele zu bewirken. Die beste Art und Weise, um große Erfolge zu erzielen, ist es, eine Gewohnheit daraus zu machen.

Doch warum sollte man sich überhaupt bewegen?
Welche Vorteile hat man dadurch und wie kann es einem dabei weiterhelfen, aus einer

depressiven Phase oder gar einer Depression herauszukommen?

Wie schon eben erwähnt, ist es wichtig, daraus eine Gewohnheit zu machen. Nach einem Gang in das Fitnessstudio wirst du zwar deine Depression nicht für den Rest deines Lebens los, aber du hast den ersten richtigen Schritt zu deinem Ziel gemacht. Menschen, die an einer Depression leiden, haben sehr oft sowohl mit Schuldgefühlen als auch mit Angstzuständen zu kämpfen.

Praxisübungen & Tipps

Im Folgenden möchte ich dir einige Tipps aus der Praxis vorstellen, die du einfach in deinen Alltag integrieren kannst.

Folgende Kapitel gibt es ebenfalls in Form einer kostenfreien PDF zum Ausdrucken, damit du die Übungen noch schneller in deinen Alltag integrieren kannst:

https://furlan-stichauner.at/burnoutadebonus[8]

Sinnvolle Gespräche führen

Smalltalk ist wie Flirten. Nur wenn du gut kommunizierst, hast du Erfolg. Mit einem guten Gespräch kannst du das Eis zwischen dir und

8 https://furlan-stichauner.at/burnoutadebonus

deinen Mitmenschen brechen und einen guten Eindruck hinterlassen. Gute Gespräche erzeugen Charisma und Charme, Esprit und Witz. Versuche, in der Kommunikation immer, dein Gegenüber kennenzulernen, Brücken zu bauen sowie Gemeinsamkeiten zu finden. Gespräche müssen sich durch Leichtigkeit kennzeichnen, um gut zu sein. Erzeuge immer Sympathie und Vertrauen. Verkrampfe niemals in Gesprächen und versuche nicht, es recht zu machen. Das kannst du nicht. Genieße immer den Augenblick und nutze die Chance, deinen Horizont zu erweitern. Gespräche bieten dir die Möglichkeit, fremde Menschen kennenzulernen.

In deinem Leben hast du sicherlich schon öfter festgestellt, dass selten jemand richtig zuhört und jeder nur auf die Gelegenheit wartet, selber zu sprechen.

Hattest du auch schon einmal das Gefühl, dass dein Gegenüber eine Maske aufhat und nur das sagt, was du hören willst? In diesem Fall kannst du keine Verbindung aufbauen, solche Gespräche haben keine Bedeutung. Vielmehr sind sie bestenfalls eine Show. Ich liebe Gespräche, wo es einen aufrichtigen Kontakt zwischen Menschen gibt und wo Masken fallen. Das wird Authentizität genannt.

Jeder Mensch ist einzigartig, hat seinen individuellen Humor und spricht über seine eigenen Themen, mit denen er sich identifiziert. Für jeden Menschen sind andere Themen wichtig. Versuche, Gespräche über Themen zu führen, die dich interessieren. Das kann dich inspirieren und diese Kontakte tun dir gut. Echt zu sein und ohne Maske aufzutreten, bringt Bereicherung. Bringe deine Gespräche auf eine tiefere Ebene. Mache sie bedeutungsvoll! Nur wenn du zuhörst, kannst du optimal mit deinem Gesprächspartner in Kontakt treten.

Zuhören zeigt Wertschätzung, Respekt sowie Interesse am Gegenüber. Versuche, dabei präsent zu sein und die Person sowie deren Aussagen nicht zu bewerten. Dadurch entsteht ein Raum, in dem Kreativität, Spaß sowie Verbindung auf natürliche Weise fließen. Diskutierst du über gesellschaftliche oder politische Themen, solltest du nicht darüber sprechen, was gerade schlecht läuft. Konzentriere dich auf das Positive. Was läuft gut? Wofür bist du dankbar? Unterhalte dich mit Menschen über gute Projekte, die du kennst. Zum Beispiel kannst du dich über erfolgreiche Projekte, die zu gesellschaftlichen Änderungen beitragen, austauschen. Dadurch entsteht auf beiden Seiten ein Leuchten in den Augen und gegenseitige Inspiration. Mit dieser Möglichkeit kannst du Dankbarkeit und Hoffnung auf einfache Weise selber herstellen. Nehme in deinen Gesprächen die Position des Lernenden ein. Du kannst von jedem deiner Mitmenschen etwas lernen. Schließlich verfügt jeder über seine eigenen Erfahrungen. Sei authentisch und interessiert, wenn dir dein Gegenüber etwas aus seinem Leben erzählt. Du wirst sehen, dass Leute dann gerne um dich herum sind. Menschen schätzen authentisches Interesse. Gleichzeitig solltest du verletzlich sein. Sage „ja" zu deinen Bedürfnissen und Gefühlen, die du gerade verspürst und zeige dich so, wie du bist. Werde der Mensch, der du bist und nicht der, der du sein sollst. Teile auch Herausforderungen, Misserfolge und schwere Erfahrungen aus deinem Leben mit deinen Mitmenschen. Öffne dich ihnen und zeige ihnen deine Menschlichkeit. Mensch zu sein bedeutet immer, Erfolge und Herausforderungen zu erleben. Lasse dein Gegenüber weiter so sein, wie er ist, dann wird er sich bei dir wohlfühlen. Viele Menschen sind es gewöhnt, sich laufend über andere zu beschweren. Sie möchten ihre Mitmenschen beeindrucken und ihnen gefallen.

Sie sprechen über ihre Urteile über andere mehr als über sich selbst. Bist du in Gesprächen du selber, schaffst du eine Atmosphäre, in der deine Mitmenschen echt sein können. Sei immer ehrlich. Sage das, was du fühlst, meinst und brauchst und nicht das, was du sagen solltest, weil es zum Beispiel die Gesellschaft erfordert. Stelle darüber hinaus außerordentliche Fragen. Hier sind deiner Fantasie keine Grenzen gesetzt. Überwinde dich dazu, es wird sich lohnen. So werden langweilige Gespräche deiner Vergangenheit angehören. Nur wenn du dein Gespräch liebst, wird es auch dein Gesprächspartner genießen. Triffst du auf eine unsichere Person, vermittle ihr Sicherheit. Das ist der Garant für eine gute Konversation.

Wenn du das nächste Mal jemanden kennenlernst, kannst du das Gespräch zum Beispiel auf folgenden Fragen aufbauen:

Fragen zu stellen, eignet sich zum Anwärmen ebenso wie zum Auflockern (ganz besonders, wenn einem nichts Besseres einfällt). Vorausgesetzt, es sind die richtigen Fragen. Hier ein paar Vorschläge:

- Was machst du beruflich?

Mit dieser Frage starten viele Gespräche, denn schließlich ermöglicht sie weitere Anschlussfragestellungen. Zum Beispiel kannst du danach Informationen zur Branche, zum Unternehmen oder zur Position deines Gegenübers erfragen.

- Was liefert dir Inspiration?

Das ist eine sehr gute Frage, denn sie fordert dein Gegenüber auf, Selbstreflektion zu betreiben. Dadurch entsteht sowohl bei dir als auch bei deinem Gesprächspartner Inspiration. Du kannst diese Frage hervorragend bei fremden und bekannten Menschen nutzen.

- Welches Buch liest du gerade?

Durch diese oder ähnliche Fragen erhältst du persönliche Informationen über deinen Gesprächspartner. Du kannst zudem weitere stellen, wie: Welchen Film siehst du gerade? Welche Hobbys hast du?
Stelle am besten immer die Fragen, die dich interessieren. So stellst du sicher, dass die Gespräche eine Bereicherung für dich sein werden und du die richtigen Menschen

anziehst.

Freunde treffen

Wahre Freunde sind wichtig im Leben, denn
sie haben auch um 03:00 Uhr morgens Zeit für
dich, wenn du in dich in einer Notlage
befindest. Daher solltest du sie unbedingt öfter
treffen. Gehe mit ihnen in das Kino oder in
deine Lieblingsbar. Wie lange du deine
Freunde schon kennst, spielt dabei keine
Rolle. Pflege die Freundschaft ständig, denn
sie wächst nicht von alleine. Auch Aristoteles
stellte schon fest, dass Freunde und Familie
die bedeutendsten Bezugspersonen des
Menschen sind.
Sie sind in vielen Fällen noch wichtiger als der
Partner, denn du teilst deine Interessen mit
ihnen und entdeckst neue Dinge. Außerdem
sind sie eine Stütze in schwierigen Phasen
deines Lebens. Freunde werden daher oft
auch Wahlfamilie genannt. Sie sind dein selbst
gewählter gleichwertiger Ersatz für
Blutsverwandte. Je älter du wirst, umso
schwerer ist es, Freunde zu finden. In der
Schule, im Studium und im Beruf bist du jeden

Tag von Menschen umgeben. Später in der Pension sieht das ganz anders aus. Rentner haben oftmals sehr wenige soziale Kontakte und Gleichaltrige sind meistens schon gestorben. Wenn du nicht alleine sein willst, dann gehe auf andere Menschen zu. Habe Mut! Höre zu, sei zuverlässig und zeige Interesse. Dann ziehst du automatisch Mitmenschen an, aus denen Freunde werden können. Am besten suchst du dir Leute, die die gleichen Interessen verfolgen wie du.

Du kannst dir im Internet genauso Leute suchen wie im Sportverein. Mache das, was du gerne machst und du wirst auf Menschen treffen, die ähnlich sind wie du. Ähnlichkeiten verbinden und ein Freund ist immer deine Ergänzung. Wenn du gerne redest, brauchst du jemanden, der gut zuhören kann. Sprichst du auch über deine Ängste mit deinem Mitmenschen, kannst du ein sehr tiefes Verhältnis aufbauen.

Freundschaften tun deiner Gesundheit gut. Sie haben eine positive Auswirkung auf deine Seele und deinen Körper. Außerdem sollen sie dazu führen, dass du länger lebst. Du solltest immer daran denken: Selbst, wenn die ganze Welt zusammenbricht, dein Freund bleibt immer dein Freund.

Auch in Zeiten von Depressionen sind wahre
Freunde das viel bessere Heilmittel als
Tabletten und Schlafmittel. Was auch immer
die Seele belastet, Ängste, Komplexe,
finanzielle Sorgen oder Streit mit dem Partner:
Freunde werden da sein, mit dir sprechen, dir
zuhören und gemeinsam eine Lösung finden!
Es ist wichtig, dass du dich ganz besonders bei
einer schweren Depression aufraffst und deine
Freunde weiterhin an deinem Leben teilhaben
lässt. Viele Menschen, welche bereits eine
Depression oder ein Burnout durchlebten
wissen, dass man sich in jenen dunklen Zeiten
am liebsten vollständig abkapselt und isoliert.
Gelegentlich fällt das morgendliche Aufstehen
so schwer, dass der ganze Tag im Bett
verbracht wird.

Und auch, wenn die Gefühle noch so schwer
und deprimierend im Magen liegen, solltest du
dich (möglicherweise auch mithilfe dem
Ansporn eines Freundes) aufrappeln und
weiterhin am Leben teilnehmen. Auch wenn
dies noch so schwerfallen mag.

Eine Depression äußert sich nicht nur in Form
von Traurigkeit und Passivität, sondern kann
sich auch körperlich anzeigen.

Bauchschmerzen, Kopfweh, Müdigkeit, Appetitlosigkeit und Gelenkschmerzen sind nicht selten das direkte Resultat. Auch hierbei können Freunde Abhilfe schaffen, nämlich durch direkte Ablenkung, Unternehmungen, Kommunikation und Abwechslung vom Alltag. Doch Freunde sollten nicht nur versuchen, für einige schöne Stunden Ablenkung zu verschaffen. Spätestens wenn du wieder nach Hause kommst, werden dich deine negativen Gefühle erneut einholen. Auch wenn tagsüber noch so viel Schönes erlebt und Energie getankt wurde: Es ist wichtig, über die Problematik offen zu sprechen und auch unangenehme Dinge zu erwähnen. Ein wahrer Freund wird dir in jeder Hinsicht seine volle Unterstützung anbieten und dir mit aller seiner Kraft versuchen zu helfen. Schließlich würdest du doch auch das Gleiche für ihn tun, sollte er sich in einer Phase der Ausweglosigkeit befinden, oder?

Können dir jedoch auch deine Freunde auf Dauer nicht wirklich helfen, dich aus einer schweren Depression herauszuholen, so solltest du unbedingt mit dem Gedanken spielen, dir therapeutische Hilfe zu suchen. Es gibt viele gute und geschulte Psychologen,

welche durch regelmäßige ambulante
Gesprächstherapie diverse Ratschläge geben
können, wie du deine Depressionen wieder
einigermaßen in den Griff bekommst. Der
Psychologe wird auch nichts dagegen haben,
wenn dich zwischendurch ein enger Freund zur
Sitzung begleitet und die ganze Situation auch
aus seiner Perspektive schildert. Schließlich
kennt er dich sehr gut und kann die Dinge
möglicherweise auch noch einmal aus einem
völlig neuen Blickwinkel erzählen. Das könnte
sowohl dir als auch deinem Therapeuten
helfen.

Spielst du bereits mit dem Gedanken, dir das
Leben zu nehmen, solltest du dir selbst und
auch deinen Freunden zuliebe keine Zeit mehr
verlieren und dich von deinem Hausarzt in eine
stationäre Betreuung überweisen lassen. Dort
gibt es eine vollständige Betreuung, Fachärzte-
und Psychologen sowie viele andere
Mitmenschen, welche ein ähnliches Problem
haben. Du wirst für einige Wochen dort
verbleiben, bis sich deine psychische
Gesamtsituation stabilisiert hat und du keine
Gefahr mehr für dich selbst bist. Auch in
diesem Zeitraum können dir deine Freunde
eine große Stütze sein, dich regelmäßig
besuchen, Mut und Kraft spenden.

Möglicherweise lernst du auch dort neue Menschen kennen, welche du ebenfalls alsbald zu deinen Freunden zählen könntest. Ähnliche Problematiken können ebenso zusammenschweißen wie gemeinsame Hobbys. Möglicherweise findet ihr zusammen einen guten Weg, wie ihr euer Denkverhalten positiv beeinflussen könnt, da ihr genau versteht, wie ihr euch fühlt.

Malen

Vielleicht ist dir schon einmal aufgefallen, dass du in eine Art Trance verfällst, wenn du zum Beispiel im Büro auf einem Zettel herum kritzelst. Diesen Zustand erreichst du auch bei der Meditation. Du bist so konzentriert und vertieft in dieses Strichmännchen, dass du gar nicht mehr aufhören kannst, alles um es herum detailliert zu gestalten und auszumalen. Dieser Effekt wird in vielen psychiatrischen Einrichtungen als therapeutischer Ansatz genutzt.

Und was soll dir jetzt das Malen in der schwersten Zeit deines Lebens bringen?

Bei Depressionen ist es wichtig, dich zu beschäftigen. Sie bringen dich dazu, nichts mehr zu tun. Und was tust du, wenn du nichts tust? Denken. Du verstrickst dich in deinen negativen Gedanken. Beim Malen beschäftigst und konzentrierst du dich zugleich. Malen ist eine Tätigkeit, die du immer und überall abrufen kannst. Sie hilft dir, in der Gegenwart zu sein und dich voll auf den Moment einzulassen, den du grade erlebst. Vielen Depressiven fällt es schwer, Vergangenes und Zukünftiges abzustellen. So schweben sie in einem Delirium von Raum und Zeit. Aber du lebst nicht gestern und morgen, du lebst jetzt und das verinnerlichst du bei allem Kreativen. Du lebst, du machst, du bist. Während des Malens erreichst du einen meditativen Zustand, in dem du dich verlieren darfst. Du darfst einfach sein und deinen Gefühlen freien Lauf lassen.

Aber du hast seit der sechsten Klasse im Kunstunterricht nicht mehr gemalt? Wie sollst du da anfangen und was, wenn du nicht kreativ oder gut genug bist?

Allem Voraus: Es ist völlig egal, wie das Gemalte nachher aussieht. Es geht darum, was du gerade in diesem Moment tust. Deine Handlung ist das Entscheidende. Und genau das tun wir jetzt. Wir handeln. Nimm dir doch einfach jetzt einen Block und ein paar bunte Stifte. Dann setze dich ruhig und entspannt hin, atme tief durch und denke an etwas, das dich in der letzten Zeit positiv beeinflusst hat. Ich weiß, das kann als depressiver Mensch schwierig sein. Aber lass es auf dich wirken. Manchmal ist es nur eine lustige Bewegung deiner Katze oder dein letztes Mittagessen. Dann überlege dir, welche Farben es gehabt hat. Lege diese Farben vor dich. Nun gib dem Gedanken Raum, konzentriere dich ganz darauf und versuche einmal aus deinem freien Gedanken heraus, einen kleinen Teil dieser schönen Erfahrung auf das Blatt zu bringen. Beim Mittagessen zum Beispiel sahst du den Teller, der diese besondere Form hatte. Dann umbaue das Ganze, male die Champignons, den Rucola, Scheibe für Scheibe und Blatt für Blatt. Lass dich auf die verschiedenen Farben ein, die dir beim Malen Freude bereiten. Solltest du einmal nicht wissen, wie du weitermachen sollst, male den Hintergrund aus, das hilft, um dich leiten und inspirieren zu lassen. Mache dir bewusst, wie du dich gerade fühlst. Erlebst du vielleicht diesen positiven

Moment noch einmal? Möglicherweise erlebst du auch nichts. Das ist völlig in Ordnung. Lasse dich zwar auf das Gefühl ein, aber bewerte es nicht. Du kannst bei dieser Übung nichts richtig oder falsch machen. Du machst es einfach und das hilft dir, in diesem Moment nur für dich zu sein.

Nutze das Malen, um Kontakte zu knüpfen. Das soziale Umfeld eines Depressiven ist meist eingeschränkt. Betroffene fühlen sich alleine und isolieren sich. Das Malen kann dir helfen, wieder Freude an etwas zu finden. Du kannst dich eigenständig mit Gleichgesinnten zusammentun, zum Beispiel über Facebook. Oder wenn das für den Anfang noch etwas zu schwierig ist, kannst du auch an einem Malkurs teilnehmen. Ein weiterer Weg wäre es, über eine psychiatrische Einrichtung oder einen Ergotherapeuten das passende Angebot zu finden. Tu das, was dir guttut und was dir weiterhilft!

Yoga-Übungen - Das schwarze Loch mit Yoga Übungen bekämpfen

Du hast keine Lust, etwas zu unternehmen, nur negative Gedanken und eine Blockade, die dich daran hindern, dir selber etwas Gutes zu tun? Depressionen können viele Wege gehen. Ein Tiefpunkt kommt schleichend. Der Morgen fängt gut an, dann geht es plötzlich bergab. Du bist nicht mehr fähig, dies zu ändern und blockierst dich selber. Schaffe dir mit ein paar kleinen Yoga Übungen wieder Raum für dich selber. Erlebe die Entspannung, die dir guttut, damit du anschließend wieder du selbst bist.

Yogaübungen sind ein einfaches Mittel gegen Burnout. Führe die nachfolgenden Übungen regelmäßig aus, um eine Verbesserung deines Gesundheitszustandes zu erreichen.

Mache zuerst die Atemübungen - Savasana zur Entspannung

Lege Dich auf den Rücken. Nimm die Beine leicht auseinander und lege deine Arme und

Hände neben dich auf den Boden. Die
Handflächen zeigen nach oben.
Dann spürst du deinen Körper, wie er auf dem
Boden liegt und beginnst mit Entspannung und
Atmung. Atme durch deine Nase tief in den
Bauch ein (dieser wölbt sich beim Einatmen)
und mit offenem Mund langsam wieder aus.
Der Bauch sackt hier in sich zusammen.
Wiederhole diese Atemübung mehrere Male,
bis du eine Entspannung spürst.
Nun wird dein Geist frei und du bist bereit für
weitere Yoga Übungen.

Der Hase

Setze dich auf deine Unterschenkel und
strecke den Oberkörper und deine Arme nach
oben. Dehne so deinen Oberkörper und atme
mehrmals durch die Nase tief ein und durch
den Mund aus. Spüre die Entspannung, wie sie
durch deinen Körper fließt.
Strecke nun deinen Oberkörper langsam nach
vorne und atme dabei ruhig und tief weiter.
Halte diese Position kurz und lege dann die
Arme, Hände und den Kopf auf den Boden.
Jetzt atme langsam und tief mehrmals ein und
aus.
Fühle, wie sich dein Körper im Ganzen

zurückzieht und entspannt, um dann wieder mit Kraft die Übung zu lösen. Hierzu vollziehst du alle Schritte rückwärts, bis du wieder in der Ausgangsposition bist.

Der Held - Virabhadrasana 1

Du stehst aufrecht, dann beugst du das linke Knie bis zu einem 90-Grad-Winkel und stellst deinen linken Fuß fest auf den Boden.
Das rechte Bein streckst du nach hinten aus. Die Zehen werden nach außen gerichtet. Deine Arme streckst du seitlich aus, so dass dein Oberkörper eine gerade Linie ergibt. Stehst du fest, so spürst du die Kraft in deinem Körper. Spüre sie von den Füßen bis zum Kopf. Atme dabei ruhig ein und aus. Wenn du deine gesamte Kraft spürst, schrei, rufe oder sage dir: „Hier bin ich". Selbstverständlich kannst du auch andere Worte wählen, die dir Mut und Kraft zusprechen.

Der nach unten schauende Hund - Adho Mukha Svanasana

Stelle dich aufrecht hin und entspanne dich durch mehrmaliges tiefes Ein- und Ausatmen.

Gehe dann in den Vierfüßler Stand. Deine
Beine bleiben lang, dein Oberkörper geht
langsam zu Boden. Die Arme werden seitlich
von deinem Kopf auf den Boden gelegt. Deine
Handflächen zeigen hierbei nach innen. Dein
Kopf ist nach unten gerichtet und die Stirn
kann auf dem Boden abgelegt werden.
Beachte, dass deine Beine im 90-Grad-Winkel
stehen und strecke nun das Gesäß nach oben
und drücke dabei die Beine durch. Da du fast
auf den Zehenspitzen stehst, versuchst du
nun, deine Fersen möglichst nahe zum Boden
zu drücken. Vergiss dabei dein Gesäß nicht.
Wichtig bei dieser Übung ist, dass du langsam
weiter atmest.

Spüren, fallen lassen, entspannen

Egal, ob du diese Übungen oder weitere
durchführst, hinterher wird es dir besser gehen.
Du kannst die Übungen an fast jedem Ort
durchführen.
Glaube an dich, finde ein Mantra für dich und
sage dir positive Sätze vor, während und nach
den Yoga Übungen. Ein Beispiel hierfür ist:
„Das Gestern ist vergangen, das Morgen wird

für sich alleine sorgen".[9]

- Pilates-Übungen

Wenn sich Erschöpfung in deinem Körper,
Geist und deiner Seele bemerkbar macht, ist
es höchste Zeit, etwas zu tun. Gerade bei
Depressionen und Burnout kannst du mit
gezielten Pilates-Übungen deine Kräfte
motivieren und deine Lebensbahnen wieder
aktivieren. Bevor du mit dem Training beginnst,
ist es wichtig, die Rahmenbedingungen dafür
zu schaffen. Schalte dein Handy aus, zieh dir
bequeme Kleidung an und beginne mit der
Entspannung.

Atemübungen zu Beginn

Eines der wichtigsten Mittel, um dich zu
entspannen, ist die Konzentration auf deine

---

9 Quellen:
https://www.yogaimtaeglichenleben.at/system/asanas-und-yoga-%C3%BCbungen-sortiert-nach-wirkungen/asanas-und-yoga-%C3%BCbungen,-die-der-verbesserung-des-allgemeinzustandes-dienen/asanas-und-yoga-%C3%BCbungen-gegen-depressionen

https://www.yoga-vidya.de/yoga-psychologie/uebungen/asana-uebungsreihen/depression/

eigene Atmung. Ganz tiefe, bewusste Atmung bewirkt bei den Übungen die Stärkung der Körpermitte. Gerade bei Burnout und Depressionszuständen sind die Erdung deines Körpers und das Finden der Körpermitte essenziell. Wenn du dich bei den Übungen auf dich konzentrierst, schalten sich deine Gedanken ab und du kannst deinen Alltag ausblenden. Dies entspannt dich und baut deinen negativen Stress ab.

Übung macht den Meister

Es ist wichtig, regelmäßige Trainings zu machen. Joseph Pilates sagte: „Bereits nach 10 Stunden fühlen Sie sich besser, nach 20 Stunden sehen Sie besser aus und nach 30 Stunden haben Sie einen neuen Körper".[10]

Führe die folgenden Übungen deshalb immer wieder aus, um bestmögliche Ergebnisse zu erzielen.

Übung 1

Eine perfekte Übung für den Anfang jedes Trainings, um zur Ruhe zu kommen und das Gefühl der Geborgenheit und des Schutzes zu spüren. Am besten zwei bis drei Minuten in der Position bleiben.

Schritt 1: Lege den Po auf die Fersen
Schritt 2: Berühre mit der Stirn den Boden
Schritt 3: Deine Hände liegen bei den Beinen, sodass die Fingerspitzen bei den Füßen sind
Schritt 4: Achte auf deine Atmung. Tief in den Bauch und Rücken hineinatmen

---

10 Quelle: Michaela Bimbi-Dresp: Das grosse Pilates-Buch. eBook; Gräfe und Unzer Verlag GmbH, München, 2016. ISBN 978-3-8338-4967-1.

Übung 2

Eine Übung, um deine Körpermitte zu spüren.
Durch die geschmeidigen Bewegungen fühlst
du dich schön, anmutig und stark.
Eigenschaften, die in Depression und Burnout
helfen können, zu sich zu finden.

Schritt 1: Sitze aufrecht da und ziehe den
linken Fuß zu deinem Körper wie beim
Hürdensitz

Schritt 2: Das rechte Bein zieht seitlich bei
deinem Körper vorbei und die Ferse zeigt
Richtung Po

Schritt 3: Setze dich ganz aufrecht hin und
strecke den Rücken durch

Schritt 4: Führe den linken Arm über deinen
Kopf und neige den Rumpf zur Seite

Schritt 5: Atme bewusst in die Bewegung

Schritt 6: Führe den Rumpf langsam zurück
und wiederhole die Übung auf der anderen
Seite

Übung 3

Diese Übung ist sehr gut, um den Fokus auf
die Zukunft zu legen, den Blick nach vorne zu
richten und Mut für neue Wege zu finden. Die
Übung kannst du ruhig achtmal wiederholen.

Schritt 1: Lege dich bequem in die Bauchlage und lege deine Beine schulterbreit nebeneinander

Schritt 2: Hebe beim Einatmen deinen Kopf, die Schultern und deinen Oberkörper

Schritt 3: Lege die Hände dabei gestreckt vor dir ab. Die Kraft soll aus dem Rücken kommen

Schritt 4: Beim Ausatmen wieder ablegen[11]

Übung 4

Kontrolle, ist das Thema der letzten beiden Übungen. Kontrolle gibt dir Sicherheit und hilft dir dabei, deinen eigenen Rhythmus zu finden und zu halten. Du lernst bei der Übung, dich im freien Raum zu stabilisieren und deinen Körper zu kontrollieren.

Schritt 1: Gehe in den Vierfüßler Stand und lege deine Fußrücken ausgestreckt ab

Schritt 2: Atme bewusst ein und aus

Schritt 3: Drücke beim Ausatmen deinen Rücken Richtung Decke

Schritt 4: Ziehe deinen Kopf dabei in der Rundung nach unten Richtung Boden

Übung 5

---

11 Quelle der Übungen 1-3: https://www.fitforfun.de/workout/yoga-und-co/workout-serie-teil-8_did_1889.html (Stand: 02.02.2020)

Die Übung ist die Steigerung der letzten
Übung. Bleib in der letzten Position und atme
kontrolliert ein und aus. Das kann ruhig fünfmal
auf jeder Seite wiederholt werden.
Schritt 1: Strecke beim Ausatmen den linken
Arm nach vorne und das rechte Bein nach
hinten
Schritt 2: Becken und Schultern bleiben
parallel zum Boden und drehen sich nicht mit
Schritt 3: Zwischen den Schulterblättern bleibt
der Rücken angehoben
Schritt 4: Versuche, dabei tief in den Bauch zu
atmen und spüre die Spannung und Stärke
deines Körpers[12]

Diese fünf Übungen sind leicht nachzumachen
und helfen dir dabei, deine innere Stärke zu
fühlen und Depressionen, Burnout und
Erschöpfung zu bewältigen. Die Kräftigung
deines Immunsystems und der Muskelaufbau
erhöhen den Dopaminausstoß im Gehirn.
Damit hast du eine ganzheitliche Methode, die
du selbst anwenden kannst.

---

[12] Quelle der Übungen 4-5:
https://www.ellviva.de/fitness/bewegung/pilates-kontrolle
(Stand: 02.02.2020)

Zusammenfassung

Depressionen und Burnout sind fester Bestandteil in unserer Gesellschaft. Es leiden viel mehr Menschen darunter, als die eigentliche Statistik besagt. Ebenso werden es immer mehr. Die Gründe hierfür wie auch die individuellen Schicksale der Betroffenen sind vielfältig. Eine Depression kann vorübergehend sein und wieder vergehen, sie kann aber auch zum chronischen Problem werden, welches zum Teil eine lebenslängliche Behandlung und Therapie benötigt. Noch immer schämen sich sehr viele Betroffene für ihre seelische Notlage, da sie nicht als schwach oder unfähig abgestempelt werden möchten. Hierbei mangelt es sehr häufig an der nötigen Aufklärung in unserer Gesellschaft. Fakt ist: Depressionen und Burnouts sind sehr ernst zu nehmende psychische Erkrankungen, welche eine Behandlung erfordern. Tatsächlich gibt es Mittel und Wege, um die täglichen Leiden zu bekämpfen und die Symptomatik eindeutig zu verbessern...

Häufig weiß man als Betroffener am Anfang nicht, was auf einmal mit einem geschieht und ist ratlos. Man fühlt sich zunehmend weniger leistungsfähig, ist permanent müde und die Konzentration lässt nach. Kaum oder gar kein Funken Lebensfreude scheint mehr in einem vorhanden zu sein. Man kann sich zu wenigen oder gar keinen Aktivitäten aufraffen, trifft keine Freunde mehr und igelt sich sogar irgendwann ein. Oder man fühlt gar nichts mehr, entfremdet sich von sich selbst und leidet. Je mehr man sich aber bemüht, dagegen anzukämpfen, um allen Anforderungen des Alltags gerecht zu werden und versucht, sich permanent noch mehr zusammenzureißen, umso weniger gelingt dies. Im Gegenteil: Man gerät in einen Strudel des permanenten Misserfolgs und bleierner Kraftlosigkeit.

Natürlich fühlt sich fast jeder Mensch einmal müde, lustlos, abgeschlagen oder belastet. Wenn dies aber über einen längeren Zeitraum geht, liegt der Verdacht nahe, dass es sich um eine Depression oder um Burnout handeln könnte. Für viele führt der erste Weg zu einem Arzt und mitunter auch in eine Therapie, was richtig ist. Aber darüber hinaus sollte man sich die Frage stellen, was man selbst dazu beitragen kann, damit es einem besser geht und wie man den Weg der Genesung beschreiten kann.

Der Weg aus einer Depression ist oft sehr lang und steinig. Aber er ist es allemal wert gegangen zu werden! Das Leben kann schön sein!

Schlusswort

Erst einmal möchte ich mich herzlich bei dir bedanken, dass du das Buch bis zum Ende gelesen hast. Wie schon in der Einleitung erwähnt, ersetzt dieses keinen Besuch beim Psychologen oder Lebenscoach, es dient lediglich zur Unterstützung. Es kann niemals schaden, sich noch einmal eine dritte Meinung von außen anzuhören.

Somit hast du einen besseren Eindruck und kannst im Endeffekt auch viel besser für dich selbst entscheiden, was am besten funktioniert und was nicht. Vorher solltest du aber von einer professionellen Fachkraft erfahren, ob du in einer depressiven Phase steckst oder ob es sich wirklich um eine Depression handelt.

Auch hier sind die Ansatzweisen komplett anders. Bei einem Burnout, einer Depression kommt man in den meisten Fällen nicht um eine professionelle Kraft herum.
Wenn man jedoch in einer depressiven Phase steckt, ist die Wahrscheinlichkeit viel größer,

dass man sich auch selbst aus der Situation heraushelfen kann.

Worauf es nun wirklich ankommt, ist, dass du alles in die Tat umsetzt, was du in diesem Buch gelernt hast. Es wird sich nicht alles von heute auf morgen verändern, aber darum geht es auch nicht direkt. Wenn du die ersten Schritte in ein glückliches und erfülltes Leben gemacht hast, wirst du bemerken, dass du automatisch immer besser und besser wirst und darauf kommt es letztlich an. Solltest du das Gefühl haben, ein bestimmtes Kapitel nicht wirklich gut verstanden zu haben, ist es wichtig, dass du dir wirklich die nötige Zeit lässt und dich selbst nicht überforderst. Das würde dir nämlich gar nichts bringen.

Wenn du das Gefühl hast, dass du in einem bestimmten Bereich nicht weiterkommst, kann es auch hilfreich sein, das Buch für eine Weile zur Seite zu legen und dich darauf zu fokussieren, das Gelernte erst einmal umzusetzen und dann erst mit dem nächsten Kapitel weiterzumachen. Somit entwickelst du nämlich Selbstwirksamkeit. Es ist das A und O, wenn du dich von Schuldgefühlen befreien willst und mehr Selbstbewusstsein aufbauen möchtest. Du brauchst es nämlich, um deinem Umfeld zu zeigen, dass du etwas schaffen kannst. Wenn du wirklich starkes Selbstbewusstsein aufbauen willst, ist es wichtig, dass du dir selbst zeigst, dass du dir helfen kannst.

Die Atem- und Aufmerksamkeitsübungen kannst du schrittweise in deinen Alltag einbauen. Du solltest dabei selbstverständlich nicht vergessen, dich regelmäßig körperlich zu bewegen. Wie schon zu Beginn erwähnt wird sich dein Leben nicht von heute auf morgen komplett verändern. Du kannst aber heute damit beginnen, die ersten Schritte zu machen und in die richtige Richtung zu gehen.

Willst auch du deine Lebensfreude wieder spüren, endlich glücklich und erfüllt sein?

Dann werde zum/r Gestalter/in deiner Realität!

Jetzt ist der passende Zeitpunkt gekommen, deine Reise zu starten und endlich damit zu beginnen, dein Schöpferpotential zu leben!

Du bist die Summe der fünf Menschen, mit denen du dich umgibst.

Du bist geboren, um außergewöhnlich zu sein!

Erinnere dich wieder an die Verbindung mit der wahren Essenz deines Herzens.

Werde zu dem, was deine wahre Natur ist.

Raus aus der Komfortzone, auf in ein neues Bewusstsein.

Bist Du bereit, deine Träume zu leben?

Es liegt an dir, was du daraus machen willst! Mit diesen stärkenden Worten möchte ich mich von dir verabschieden und wünsche dir viel Erfolg bei der Umsetzung.

Ich freue mich, wenn du dich für **DICH**
entscheidest.

Sei es dir Wert, trage dich für dein
Klarheitsgespräch ein!

Verwandle dein Leben, denn du hast das
Recht zu wachsen.

Deine
Christine Furlan-Stichauner
Urkraft-Entfacherin - Life Coach - Trainerin

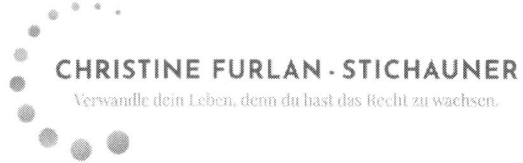

CHRISTINE FURLAN · STICHAUNER
Verwandle dein Leben, denn du hast das Recht zu wachsen.

www.furlan-stichauner.at
christine@furlan-stichauner.at

Da du es bis zum Ende dieses Buches geschafft hast, bist du ein absolut vorbildlicher Leser!

Als Dank erhältst du von mir sowohl Pilates- und Yogaübungen als Download, als auch die Chance auf ein kostenfreies Klarheitsgespräch mit Christine Furlan-Stichauner im Wert von 397€.

Du kannst die Vorlage als auch das Klarheitsgespräch über folgenden Link auf meiner Website in Anspruch nehmen:

https://furlan-stichauner.at/burnoutadebonus[13]

13 https://furlan-stichauner.at/burnoutadebonus

ÜBER die Autorin

Christine Furlan-Stichauner ist eine erfolgreiche Urkraft-Entfacherin, Life Coach und Trainerin.

Sie hat Jahrzehnte lange Erfahrung in der Arbeit mit Menschen und vermittelt praxisbezogenes Wissen anhand neuer wissenschaftlicher Erkenntnisse und Erfahrungen aus ihrem eigenen Leben mit dem Thema Burnout und Depression.

Mit ganzheitlichem Ansatz und einfachen Methoden hilft das Buch den Lesern Schritt-für-Schritt ihr körperliches und seelisches Wohlbefinden zu verbessern sowie mehr Freude und Spaß am Leben zu finden.

Haftungsausschluss

Urheberrecht

Impressum

© Autor Christine Furlan-Stichauner 2020
1. Auflage
Alle Rechte vorbehalten.
Nachdruck, auch auszugsweise, verboten.
Kein Teil dieses Werkes darf
ohne schriftlich Genehmigung des Autors
in irgendeiner Form reproduziert,
vervielfältigt oder verbreitet werden.
Kontakt: Bewusster Leben - Christine Furlan-Stichauner,
10. Oktober-Straße 21, 9551 Bodensdorf
Covergestaltung: Matt Stone

Printed in Germany
by Amazon Distribution
GmbH, Leipzig

20112887R00113